EL DOLOR QUE SE HEREDA, LA FELICIDAD QUE SE CONTAGIA

ASCEN CASTILLO

@turefugiopsicologia

EL DOLOR QUE SE HEREDA, LA FELICIDAD QUE SE CONTAGIA

Guía para sanar tu pasado, disfrutar de tu presente y dejar un mundo más bonito

Grijalbo

Papel certificado por el Forest Stewardship Council®

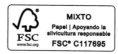

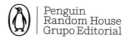
Penguin
Random House
Grupo Editorial

Primera edición: febrero de 2024

© 2024, Ascen Castillo
© 2024, Penguin Random House Grupo Editorial, S. A. U.
Travessera de Gràcia, 47-49. 08021 Barcelona

Printed in Spain – Impreso en España

ISBN: 978-84-253-6516-4
Depósito legal: B-20.228-2023

Compuesto en Compaginem Llibres, S. L.
Impreso en Limpergraf, S. L.
Barberà del Vallès (Barcelona)

GR 6 5 1 6 4

A mi sobrina Illari,
quien, aun siendo todavía pequeñita,
ocupa gran parte de mi corazón

ÍNDICE

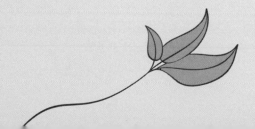

SIGUIENDO EL VIAJE POR EL PRESENTE: ¿QUÉ PUEDO HACER POR MÍ AHORA?

HACIA EL FUTURO: CÓMO DEJAR MEJOR A LOS QUE VIENEN

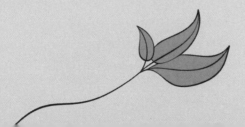

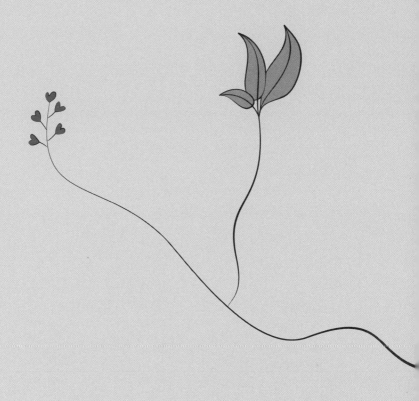

NOTA DE LA AUTORA

SOBRE LA GRAMÁTICA Y LOS EJEMPLOS UTILIZADOS EN ESTE LIBRO

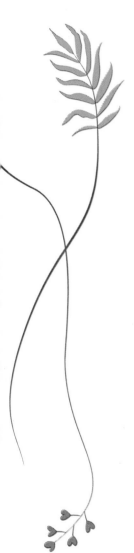

He escrito este libro utilizando el femenino dado que la mayor parte del público que actualmente sigue mi trabajo son mujeres. Sin embargo, espero y deseo de corazón que sea cual sea el género con el que te identifiques sientas que también te incluye a ti.

También quiero decirte que este libro no pretende cargar todo el peso de tu bienestar en tus hombros. A lo largo de él, he intentado mostrar lo complejo que es un ser humano y recordar que no podemos hacer todo el trabajo solas. Muchas veces dependemos de un entorno que nos condiciona o el cambio tiene que producirse en más personas. Aun así, espero que pueda servirte para hacer alguna de esas cosas que sí están en tu mano. Que, aun siendo a veces una pequeña parte, pueden tener un gran y maravilloso impacto.

El libro habla de asuntos que quizá hagan surgir nuevas o antiguas emociones, a veces difíciles de gestionar. Que esto ocurra o no dependerá de muchos factores, como por ejemplo el momento vital en el que te encuentras y cómo estás ahora o la mochila de experiencias vitales que llevas a la espalda. Recuerda que en cualquier momento puedes parar y respirar. O puedes dejar de leer el tiempo que necesites. Y por supuesto, puedes pedir ayuda profesional a una psicóloga o psiquiatra. No tengas miedo de hacerlo si crees que lo necesitas. Saber pedir ayuda muchas veces es lo más sabio.

Para terminar con las aclaraciones, te diré que todos los ejemplos de pacientes que utilizo en el libro están cambiados de forma rotunda para que nadie pueda identificarlos.

Dicho esto, creo que estamos preparadas. Cógeme la mano que vamos a adentrarnos juntas en temas profundos y sanadores.

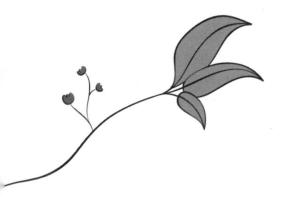

PRÓLOGO

POR **MARTA SEGRELLES**

Este libro es una invitación a mirar las raíces y los orígenes de tu historia. Eso implica asumir algunas de las cargas que llevas sobre los hombros, pues determinadas experiencias familiares ya empezaron cuando tú todavía no habías llegado a este mundo.

Esa herencia nos repercute, es evidente, y a medida que vayas avanzando en la lectura, lo irás comprobando, pero no es algo que nos condicione para toda la vida.

Muchas veces nos pesa pensar que las situaciones y relaciones que ya hemos vivido pueden determinar el resto de nuestra vida. Nos da miedo ver que hay asuntos que se repiten y que siempre nos ocurre lo mismo. Aunque mirar atrás nos genera angustia y dolor, en ocasiones es la única forma de poder mirar hacia delante, hacia el futuro, para poder construir unas bases sólidas encima de las que ya hay.

La herencia no es ni buena ni mala, simplemente es. Sin embargo, no resulta nada agradable descubrir que hay experiencias que te han impactado y que han influido en ti y en tu personalidad.

No somos una *tabula rasa* cuando nacemos, ya venimos con experiencias en la mochila, pero es cierto que no todas las herencias son cargas, también hay una parte que nos conecta con la autenticidad de quienes somos, el orgullo y la necesidad de pertenecer y que nos ayuda a sentirnos que formamos parte de algo. En mi caso, por ejemplo, aunque mi abuela era una persona que se preocupaba mucho (y eso ahora me pasa a mí), también me acuerdo de ella cuando me siento emocionada preparando la mesa para los invitados o cuando algunos domingos se desayunan churros con chocolate y continúo así una tradición que ya empezó en su casa. Eres la suma de estas experiencias y tradiciones familiares, y es importante conocer tus herencias para decidir continuar y honrar algunas y actualizar las que ya no se ajusten a ti hoy.

Recuerdo el momento en el que conocí oficialmente a Ascen. Nos encontramos en Instagram y veía que trabajábamos en una línea similar, aunque no nos vimos cara a cara a través de la pantalla hasta que no grabamos juntas un pódcast. Ella estaba en Valencia y yo, en Barcelona y, aunque el episodio quedó genial, fue más interesante la parte que no se grabó.

En el episodio comentábamos la falta que hacía que los profesionales tuviéramos en cuenta la dimensión relacional, tanto pasada como presente, en la aparición del malestar en la vida adulta. Nos quedamos otra hora más en la videollamada hablando de cómo entendíamos que tenía que ser la psicoterapia y el trato hacia la salud mental en general. Ambas coincidíamos en que el respeto por la historia y las maneras que tuvo la persona de sobrevivir, así como la compasión y la confianza hacia ella, tenían que conformar la base de todo.

Con esto me refiero a que muchas veces en nuestra vida adulta identificamos algunos comportamientos como la exigencia y el perfeccionismo y vemos lo perjudiciales que pueden ser para nosotras. Entonces nos los queremos quitar de encima y, de alguna forma, dejar de ser como somos.

Pero conocer la historia significa que quizá bajo ese perfeccionismo y esa necesidad de hacer las cosas bien a la primera, de no equivocarse y de no cometer ningún error, tuvimos muchas experiencias previas de sentir vergüenza o sufrir humillaciones por nuestra forma de hacer o incluso de ser.

Cuando conocemos el origen de esas conductas, es probable que sea más fácil contagiarnos de alguna sensación más agradable. Para empezar, el alivio, o al menos rebajar la culpa de saber que no hemos hecho nada malo.

Ascen es una de esas personas que hace este mundo más bonito. Siempre tiene una palabra amable, una escucha comprensiva y una mirada amorosa. Aunque a veces busquemos más, esto es lo fundamental para ayudarnos a sanar: saber que contamos con personas que nos permiten parar y disfrutar del presente.

Por eso, con este libro, Ascen te está brindando una herramienta valiosa para conocer algunas de las claves y saber por dónde empezar. Es una oportunidad para que tú también puedas parar y disfrutar del presente, aprovechando todo lo que ella sabe y aprende día a día y generosamente comparte.

Gracias, Ascen, por contar conmigo y por aliviarnos las herencias juntas de vez en cuando.

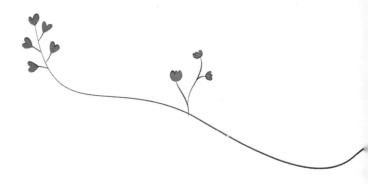

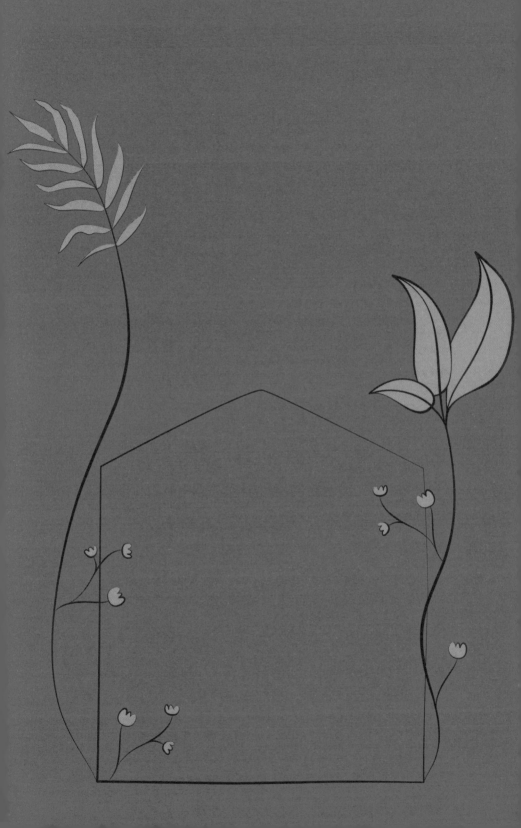

LO QUE NECESITAS SABER: PREPARÁNDOTE PARA ESTAR BIEN

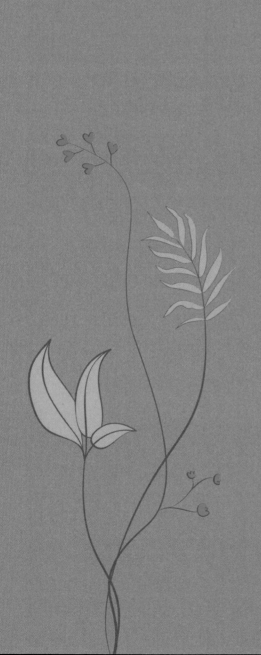

¿UN LIBRO DE AUTOAYUDA?

Cuando era pequeña pensaba que la felicidad dependía de nuestros pensamientos. De las ideas, de cómo enfocamos las cosas que nos pasan e incluso de sonreír o estar alegre. Recuerdo decir: «Pues míralo desde el lado bueno» o «Sonriendo lo verás diferente». No sabía cuán equivocada estaba. Si la felicidad dependiera de eso, qué fácil sería escribir un libro de autoayuda y que todos estuviéramos bien, ¿verdad?

En psicología ya sabemos que la fórmula del bienestar es mucho más compleja. Hablamos de pensamientos, por supuesto. No te voy a decir que lo que piensas no es importante o no tiene relevancia. Pero, en la psicología moderna y actual, también hablamos de neurociencia y de sistema nervioso. Por ejemplo, de qué rutinas cambian tu sistema nervioso, de si lo equilibran o lo desequilibran. De si has podido salir bien parada de tus experiencias más difíciles del pasado (lo que las psicólogas llamamos «traumas») y de si tienes los conocimientos suficientes para, dentro de la complejidad que supone, poder construir tu propio bienestar. Por no hablar de lo importante que es entender que has nacido, te has educado y has vivido en un contexto concreto. No es lo mismo nacer siendo mujer en un país que en otro. No supone lo mismo. Así como, directamente, no implica lo mismo, seas quien seas, nacer en un país que en otro. También somos nuestro contexto. Y lo recuerdo porque hacemos lo que podemos con lo que tenemos y para poder llegar a cualquier lugar que una quiera, necesita saber de dónde está partiendo.

En este libro me gustaría darte «una receta». Y digo esto porque seguramente no es la única ni es la mejor. A través de ella pretendo que puedas cocinar tu propio bienestar. Pero esta vez no es una receta mágica, sino una que se cocina a fuego lento y que requiere esfuerzo. También precisa sentir, a veces, cosas que no queremos, aunque de eso hablaremos más adelante.

Sé que en ocasiones no es eso lo que queremos escuchar. Nos gustan las recetas fáciles y con pocos ingredientes. A mí también me pasa. Por eso triunfan tanto los libros de autoayuda que te pintan que la felicidad solo depende de, por ejemplo, cómo piensas o enfocas las cosas. Generan una sensación de control tremenda. Nos hacen sentir que las cosas son más fáciles de lo que son en realidad. «Si lo llamo "reto" en vez de "problema", entonces cambiará el cómo me siento». Pero eso muchas veces no ocurre. Porque la mente y lo que pensamos no es lo único ni lo que más importa. Porque, como ya habrás podido comprobar alguna vez en tus propias carnes, el hecho de decirte algo, o de que te lo digan, no implica que te lo creas y lo sientas como verdadero. Por contrapartida, esas ideas de que la felicidad está a golpe de cambio de pensamiento pueden hacernos sentir culpables. ¿Por qué no soy feliz si es tan fácil? Resulta que la mente y esos pensamiento son solo una pequeña parte del entramado. Una herramienta que tiene que ver con cómo estamos, sí. Pero que por sí sola no tiene fuerza si está en un sistema nervioso que no funciona como debería o si las circunstancias que tenemos y estamos construyendo en nuestra vida no acompañan.

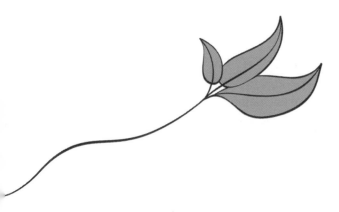

¿EXISTE LA FELICIDAD? ¿A QUÉ ESTAMOS ASPIRANDO EN REALIDAD?

Sé que he hablado de felicidad y, antes de seguir, me gustaría que pudiéramos aclarar el término. Así estaremos alineadas y podremos continuar entendiéndonos en profundidad.

Te adelanto que para mí no tiene nada que ver con la idea de estar contenta o de sentirse siempre bien. Ni siquiera con la de disfrutar en todo momento. Ese concepto de felicidad es utópico e irreal. Perseguirlo sería condenarse a la frustración de encontrarse una y otra vez con que la realidad no cumple con nuestras expectativas. Por mera supervivencia, no podemos estar siempre bien ni contentas. Nuestras emociones y nuestro sistema nervioso necesitan alertarnos de alguna forma cuando hay algo que no funciona. ¿Te imaginas estar siempre bien a nivel físico y no sentir dolor nunca? Tendrías una muela infectada y seguirías haciendo tu vida como si nada pasara hasta que la infección terminara por matarte. ¿O acercarte al fuego y no sentir que te estás quemando? No serías capaz de percibir cuando te aproximas a una posible amenaza y eso acabaría haciéndote muchísimo más daño que el hecho de sentir dolor. Lo mismo pasa con nuestro mundo interno. Necesitamos percibir alertas en forma de miedo, por ejemplo, para saber cuándo estamos cerca de algún peligro o algo que se le parece, para poder alejarnos o prepararnos mejor para afrontarlo. Necesitamos sentir que las cosas no van bien para poder construir una vida más auténtica para nosotras. Para darnos cuenta de que algo no está funcionando y cambiarlo.

Por eso, la felicidad de la que hablo, más que felicidad, es la sensación de hogar que se puede dar dentro de una misma.

La sensación de que «estoy de mi parte». Esa relación con una, que incluso se hace más fuerte y amable en los momentos difíciles. Ese quedarse con una misma también cuando las cosas no van bien. Porque siendo realistas: las cosas no siempre van a ir como deseas y eso está bien. Todo eso se construye haciendo un trabajo activo que pretendo ser capaz de mostrarte en este libro. Pero primero vamos a entender. Vamos a construir juntas esos cimientos en este primer capítulo.

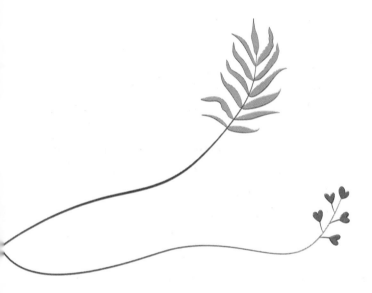

¿POR QUÉ NO SOMOS FELICES?

¿Sabes? He decidido empezar este libro hablando de conceptos básicos porque, por desgracia, hoy en día no se le da espacio en la educación a todo lo tiene que ver con la salud mental y emocional. Ese es uno de los grandes problemas que tenemos. Es curioso. Aprendemos a sumar, a medir los ángulos de los triángulos, las partes de la célula y los nombres de los ríos que recorren nuestro país. Aprendemos miles, millones de cosas. Pero no nos enseñan nada sobre cómo funciona nuestra mente. Ni sobre cómo relacionarnos con ella. Tampoco sobre qué hacer con nuestras emociones. Cómo reaccionar cuando sentimos miedo o tristeza ni el impacto que tienen las experiencias difíciles de la vida. No aprendemos sobre cómo podemos llevarnos bien con nuestra naturaleza humana, en definitiva.

No me sentiría honesta si dijera que únicamente es la falta de conocimiento lo que produce sufrimiento y nos aleja de esa buena relación con nosotras mismas. La realidad es que también estamos experimentando una pérdida de muchísimas conexiones importantes. Por un lado, hemos dejado de compartir nuestra vida en comunidad. Puede que tú misma, si eres de la vieja escuela, recuerdes que hace unos años todos tus vecinos se juntaban en el patio. Históricamente, hemos tenido una vida compartida. Es curioso, porque todas lo sabemos de alguna forma, pero muchas veces nos cuesta darnos cuenta de que la soledad o la falta de comunidad es lo que está detrás de nuestra tristeza o desesperanza. Lo he visto decenas de veces con mis propios ojos. Pacientes que no mejoran hagas lo que hagas en consulta, colabores con los profesionales que colabores para poder ayudarlas. No mejoran. Hasta que no tienen personas significativas con las que compartir su vida.

Nuestra pérdida de conexiones no solo tiene que ver con las humanas. También hemos perdido nuestro vínculo con el mundo natural. El mero contacto con el bosque, con el mar, reduce de manera significativa los niveles de estrés al momento. Nuestra mente y nuestro cuerpo no evolucionaron para vivir en grandes ciudades sin casi ver a ningún otro ser vivo que no sea otro humano.

Por otro lado, quién sabe si, como consecuencia de todo lo anterior, se constata que atravesamos una crisis de valores. Es otro tipo de desconexión de lo verdaderamente importante. Hemos creído que, comprando, que teniendo más y más, íbamos a reparar ese vacío interno. Esa sensación de no ser suficiente que a la mayoría de nosotras nos persigue casi desde que tenemos conciencia. En realidad, no hemos escogido el camino correcto. Lo más sano para nosotras es también lo más sano para el planeta. Dejemos de pensar que somos seres aislados. Esa es la historia que nos han vendido y que nos ha llevado a construir vidas en las que somos profundamente infelices. Lo que de verdad ocurre cuando nos aislamos es que acabamos enfermando, sintiéndonos apáticas o abrumadas, desconectadas, con una sensación de peligro constante o tremendamente cansadas de la vida. Volver a conectarnos nos sana, ya sea con la naturaleza o con los otros seres humanos y no humanos. Nos enfermamos por vivir queriendo más y más cosas fuera y nos sanamos al conectar y mirar de nuevo hacia dentro. Así que, ¡vamos a ello!

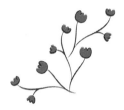

ESTAMOS HECHAS DE PARTES

Según Richard C. Schwartz, hemos crecido creyendo que nuestra mente es una. Sin embargo, a este autor la experiencia le demostró que no era así. Dentro de cada una de nosotras hay diferentes partes que conviven y dialogan. Yo también lo observé desde el minuto uno en que empecé a trabajar como psicóloga. La primerísima sesión de mi carrera fue con una paciente que me contaba así de clara: «Hay una parte de mí que quiere dejarlo, ¿sabes?, pero también hay otra a la que le encantaría y quiere estar con él». Esta no ha sido la única paciente que me hablaba directamente de que sentía que dentro de ella convivían diferentes partes. Meses más tarde descubrí el IFS (Internal Family Systems Model), la teoría del propio Richard C. Schwartz que en esencia afirma que tenemos una familia entera conviviendo dentro de nosotras.

Según el IFS, existen principalmente tres tipos de partes en nuestro mundo interno:

- **Nuestro *self*,** también llamada «parte adulta». Es una pieza presente en todas nosotras que guarda nuestra sabiduría y compasión (más tarde hablaremos de esta última palabrita). Nuestro *self* es la parte disfrutona, curiosa, conectada con la vida... Es esa que cuando sale nos hace decir: «Aaah, ahora lo entiendo y me comprendo». Es la responsable de que todas las personas seamos capaces de conectar con el coraje, la curiosidad, la compasión y otras tantas bondades que hay en nuestro interior.
- **Nuestras partes exiliadas.** Aquellas que guardan nuestro dolor. Son esas partes de nosotras que vivieron experiencias difíciles y que siguen recordando cómo se sintieron. Esas partes que se han quedado estancadas en algún momento duro de la vida.

Por ejemplo, la parte que sale cuando te sientes sola y recuerdas que cuando eras pequeñita también te sentías así.

- **Nuestras partes protectoras.** Se dividen en bomberos y mánagers, aunque eso lo explicaremos más tarde. Son las partes que se encargan de mantener alejado el dolor de los exiliados. Las partes protectoras son aquellas que conocen y utilizan estrategias para no entrar en contacto con el dolor. Por ejemplo, la parte que se traga una serie de un tirón para no pensar en algo que duele.

Sé que esto todavía puede sonar un tanto abstracto. Es normal porque estamos empezando a conocernos. Te prometo que conforme vayas avanzando lo entenderás todo. Vayamos poco a poco.

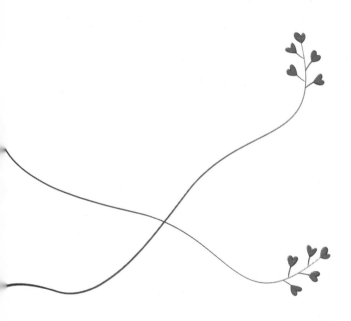

CÓMO SE CONSTRUYE LO QUE SOY A PARTIR DE LO QUE VIVO (Y DE LO QUE VIVIERON)

Como digo, las partes se van añadiendo a nuestra mente dependiendo de lo que vamos experimentando en la vida. De modo más concreto, a partir de lo que vivimos con nuestros cuidadores primarios, normalmente nuestra madre y nuestro padre. Aunque son las personas más relevantes que han pasado por nuestras vidas, no son los únicos seres que nos añaden partes. Hay otras muchas significativas que también lo hacen y que van a ir dejando huella de una forma u otra.

Te cuento un caso para que entiendas cómo trato yo de comprender el modo en que se han ido construyendo las partes de mis pacientes.

Elena, acudió a consulta porque tenía un diálogo muy castigador con ella misma. Además, se sentía rechazada cada vez que trataba de acercarse a alguien. Tenía una idea muy arraigada: «Siendo tímida, siendo como soy, nadie me va a querer». Cuando miramos más adentro, encontramos que efectivamente hay una familia en la que una y otra vez el mensaje había sido: «Ey, tienes que ser más abierta con la gente», «Mira tu prima, qué simpática es», «¿De verdad no vas a salir de tu cuarto?». Elena no se castigaba a sí misma porque no se quisiera. Elena se sentía así y se trataba así porque había interiorizado lo que sus padres le habían contado. Nos vemos de la forma en la que nos vieron.

¿Y qué hay de los padres de Elena? ¿Por qué se han comportado así con ella? La realidad casi nunca es blanca o negra. De hecho, más bien, casi siempre es gris. Cuando exploramos a los padres de Elena y a toda la estructura familiar, en general nos encontramos con que la madre también había recibido constantes reproches por su forma de ser. Por ello, había desarrollado una parte hipercrítica con ella misma, que también trasladaba a su hija. Además, sus padres muchas veces la habían castigado, ya fuera con palabras, insultos o bofetadas, por no ajustarse a la norma. La madre de Elena era una niña más bien juguetona y los mensajes que recibía a cada rato eran: «Tienes que ser una niña buena», «Calladita, mejor», «Me da vergüenza que te comportes así». No es de extrañar que la madre de Elena tuviera muy interiorizado, después de haber vivido esto, que había una forma correcta de ser. En el caso del padre, encontramos que había permanecido en silencio y apenas había interactuado en estas conversaciones en las que la madre de Elena se comportaba de este modo. Por supuesto, su historia también explicaba por qué esto era así.

Aunque algunas partes directamente las cogemos de lo que ciertas personas hacen con nosotras o nos dicen, otras se construyen de forma diferente. En los próximos capítulos vas a ir comprendiendo cómo ocurre.

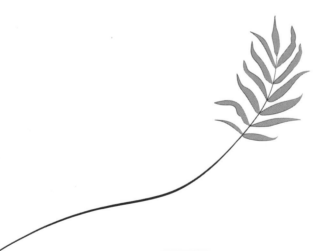

EL TRAUMA: LAS HERIDAS EMOCIONALES

Seguro que alguna vez has escuchado la palabra «trauma». Probablemente hoy amplíe las fronteras de lo que el trauma ha sido y es para ti. No solo son eventos sumamente catastróficos y horribles. No solo es que tu hermana haya muerto en un incendio o haber tenido un accidente de coche tremendo. Los traumas son sobre todo las heridas que se generan en las relaciones. Las psicólogas los llamamos «traumas de apego». Se generan cuando no nos sentimos aceptadas tal y como somos, como le pasaba a Elena. Cuando nos mandan el mensaje de que debemos hacer algo para merecer amor, por lo que entendemos que no lo merecemos solo por existir. Cuando nos gritan, nos insultan, nos humillan, nos dejan a un lado, incluso de las maneras que pasan más desapercibidas. Los traumas de apego se construyen por repetición. Actúan como esa gota que, al caer una y otra vez sobre el mismo lugar, va haciendo mella.

Estas son algunas de las experiencias traumáticas, en apariencia sutiles, que más marcan a las pacientes que veo en consulta:

1. **Abandono emocional.** Al hablar de la familia en consulta de psicología con mis pacientes, suelen decirme eso de «A mí mis padres me lo dieron todo» o «No tengo motivos para quejarme de ellos». Sin embargo, cuando ahondamos para entender por qué se sienten como se sienten (por ejemplo, apáticas), nos damos cuenta de que sí hubo necesidades sin cubrir. Aunque es común que nuestros padres nos den esos cuidados básicos —llevarnos al cole, darnos de comer, vestirnos con ropa limpia, ducharnos...—, no es tan habitual, o al menos no lo ha sido durante un buen tiempo,

tener padres que escuchen con atención, que enseñen a sus hijos a nombrar sus emociones y que sepan cómo pueden hacer para ayudarlos a regularse, por ejemplo cuando tienen una rabieta o están tristes («regularse» en el idioma de las psicólogas significa volver a un estado de calma). En resumen, aunque todavía no hemos hablado de emociones y esto más tarde se entenderá mejor, necesitamos que nuestros padres tengan madurez emocional. Eso quiere decir que sepan qué hacer con sus emociones y las nuestras. Si esto no es así, los más seguro es que dejen una herida.

El abandono emocional puede verse de todas estas formas:

- Mis padres no le ponían nombre a cómo me sentía.
- Mis padres me llamaban «llorona», «quejica», «miedica»...
- Mis padres no me ayudaban a sentirme mejor a través del contacto físico o las palabras.
- Mis padres no creaban un espacio para que expresara cómo me sentía.
- A mis padres les afectaba a nivel emocional que yo estuviera mal.
- Mis padres no se daban cuenta de cómo me estaba sintiendo o de cuándo estaba pasando por una mala racha.
- Mis padres nunca hablaban de cómo se sentían ellos.
- Mis padres invalidaban mis emociones quitándoles importancia con comentarios como «Venga va, que no es para tanto».

Abro un pequeño paréntesis antes de seguir. Si eres mamá o papá, vas a equivocarte y es normal. Es imposible no hacerlo. La perfección no existe y, si existiera, desde luego no sabemos qué es. Puede que hayas cometido o cometas alguno de los errores que están aquí explicados. No te preocupes, lo que de verdad importa no es no equivocarse, sino si tu labor como madre o padre en general resulta suficiente buena. Quizá te estés preguntando qué significa eso, pero tendrás que esperar al final para leerlo.

Seguimos hablando de experiencias que dejan heridas en la infancia.

2. **Comparaciones.** Todas las hemos vivido. Suelen darse mucho con los hermanos. «Tu hermano es más [insertar adjetivo] que tú». También con amigas o personas del entorno. Te voy a contar algo muy vulnerable. Un día, cuando yo era muy muy pequeña, quizá tenía seis años, estaba en un parque de bolas con una amiga y nuestras respectivas madres. Jugando y jugando, subí para tirarme de un tobogán. De pronto apareció un niño, no recuerdo bien de dónde ni cómo. Nos vio a mi amiga y a mí y, sin ton ni son, la señaló y dijo: «Tú eres más guapa». Me rompió mi frágil y pequeño corazón. Mi forma de protegerme durante mucho tiempo era fingir, así que hice como si nada, me reí y me tiré por el tobogán. Mi amiga se quedó sorprendida por mi reacción. Mientras me deslizaba, tenía infinitas ganas de llorar, pero nunca lo hice. Bueno, pero muchos años después, en psicoterapia, cuando me preguntaba por qué me comparaba tanto en el presente y recordé este episodio.

3. **Falta de aceptación de quienes somos.** Aceptar es difícil. Conlleva aprender a convivir con el malestar o, al menos, aprender a «atravesarlo» (a mí me gusta llamarlo así). Entiendo que la mayoría de los padres tienen en la cabeza la forma ideal en la que les gustaría que fueran sus hijos. Pero la realidad es que, cuando tenemos hijos, traemos al mundo seres completamente diferentes a nosotras y a lo que esperábamos que fueran. Descubrimos que son otras personas y no una extensión de nosotras mismas. Para poder dar paso a nuestro hijo tal como es, muchas veces necesitamos hacer un duelo. Un duelo de las expectativas que teníamos y que no se han cumplido. En ocasiones, a nuestros padres también se les ha quedado atascado este duelo de dejar ir al hijo ideal, por eso es común encontrarnos con que, de alguna forma, no hemos sido aceptados como hijos. No aceptar a veces se traduce en querer cambiarnos: «Hija, sé más abierta», «No entiendo por qué no te gustan las mates, si a mí me encantaban». A través de todos

esos comentarios y silencios vamos integrando y construyendo esa idea, por desgracia, tan común: ser quienes somos, tal y como somos, no es suficiente o no parece serlo.

4. **Bromas o ridiculizaciones.** Más de una vez me he encontrado personas que en las sesiones de psicoterapia me cuentan haber sufrido mucho con algún tipo de broma o ridiculización que les hacían o les siguen haciendo en su familia. Hace poco, una paciente me contaba que, cuando era muy pequeña, un día se quedó a solas en casa con su padre y este le hizo una supuesta broma para darle miedo. Mientras ella lloraba mucho y se sentía aterrada, su padre se reía. Podría hablar largo y tendido de por qué esto no está bien, pero sobra con decir que no es una broma si hace daño a la otra persona. Por supuesto, que nos hagan esto tiene consecuencias en nosotras.

5. **Relación de pareja de los padres poco sana.** La relación de nuestros padres es el modelo por el que nos regimos. Además, el ambiente que se genera en casa cuando somos niñas y adolescentes repercute en cómo está nuestro sistema nervioso, nuestra mente y emociones. Básicamente, es el ambiente que copiamos y del que aprendemos casi todo lo que sabemos y lo que somos de adultas. Si vemos a nuestros padres hablarse mal delante de nosotras, no cuidarse en momentos difíciles o seguir dinámicas como dejarse de hablar cuando hay un problema, es probable que esto cree una herida emocional en nosotras.

Siendo más concreta, estas son algunas de las cosas que has podido experimentar en casa u observar de la relación que tienen tus padres y que pueden tener su impacto en quien hoy eres:

- Relación excesivamente dependiente entre ellos. Por ejemplo, ver que tu padre no puede hacer un plan sin que tu madre esté presente.

- Malos tratos. Experimentar que tu padre o tu madre ejerce algún tipo de control sobre su pareja o directamente la ridiculiza, humilla, insulta...
- Escasas muestras de cariño. Que no se besen ni abracen ni se digan cosas bonitas.
- Triangulación. Que te metan en medio de sus conflictos de pareja para tratar que te pongas de parte de uno de ellos. Por ejemplo: «Fíjate lo que me ha hecho tu padre, me dijo que vendría y me ha dejado tirada».
- Mala gestión de los conflictos. Has visto que en casa solo se resuelven de dos formas: se esconden y se evitan al máximo hasta que casi se hace como que no existen o se grita y se monta un número.
- Divorcio problemático. Los divorcios, de por sí, no tienen por qué ser traumáticos. Sin embargo, cuando hay triangulaciones, luchas legales o conflictos mal resueltos, sí pueden convertirse en una fuente de dolor.

6. **Bullying o experiencias de rechazo.** No sabes la cantidad de personas que me han contado en la consulta entre lágrimas sus experiencias de *bullying*. Tantas que cuesta creerlo. Vivencias en las que, siendo bien pequeñas, nos sentimos rechazadas y humilladas por las personas que deberían hacernos sentir seguras: nuestros iguales. Por supuesto, eso deja unas heridas que a veces incluso años después siguen sangrando de forma abundante.

7. **Abuso sexual.** Esto es duro de leer, pero los últimos estudios sobre el tema dicen que mínimo una o dos de cada diez personas en nuestro país han sufrido algún tipo de abuso sexual en la infancia. La mayoría de las veces por parte de una persona conocida. Estos abusos no siempre lo parecen. En consulta, también me he encontrado con muchos. Que tu padre o tu hermano te toquen es abuso, sí. Pero que tus padres tengan sexo delante de ti también.

8. **Parentalización.** Este término se refiere a cuando los niños hacen de padres. La mayoría de las veces no es algo explícito. De hecho, al menos en España, cada vez es menos común encontrarte con niños que hacen la comida o llevan a sus hermanos al cole a una corta edad. Sin embargo, sí resulta habitual dar con niños que reprimen sus emociones, por ejemplo, «porque papá está triste y no necesita más problemas». O que aprenden a estar «calladitos porque mamá está muy cansada». E incluso, niños que escuchan activamente los problemas de sus padres y no piden ir a excursiones o juguetes porque saben que hay dificultades económicas. Cuando involucramos a los niños en temas adultos y de alguna forma los hacemos «responsables» de cuidarnos, dejan de poder experimentar y vivir con libertad las emociones y situaciones propias de su estatus evolutivo; es decir, jugar sin preocuparse por los problemas económicos o correr y saltar porque necesitan moverse y experimentar.

9. **Sobreprotección.** Este es uno de los daños más silenciosos e invisibles. Recuerdo con detalle que una paciente me decía que había llegado a sentirse hasta incapaz de elegir qué calcetines ponerse. La inseguridad y la indecisión son algunas de las consecuencias de haber sido una niña sobreprotegida. La sobreprotección nace de la fusión emocional y el miedo de los padres. Cuando estos están tan cerca emocionalmente de los hijos que viven lo que les ocurre como si les estuviera sucediendo a ellos mismos. Por lo tanto, como forma para tratar de aliviar su posible sufrimiento futuro, empiezan a intentar que sus hijos no sufran. Estas son algunas formas en las que se ve la sobreprotección:
   - Tus padres no te dejaban hacer cosas que la mayoría de los niños hacían, como ir a una excursión o al parque un rato con amigos porque era peligroso.
   - Tus padres tenían el «¡Cuidado!», «Te vas a hacer daño», «No toques eso» todo el día en la boca.

- Tus padres te decían y te dicen ya en la edad adulta lo que tienes que hacer cada vez que les compartes algún tipo de problema o inseguridad. Por ejemplo, te dicen: «Pues lo que tienes que hacer es escribirle y decirle que...» o «Ahora no es momento de tener pareja».
- Tus padres te llamaban por teléfono o te siguen llamando tres, cuatro o cinco veces cuando no respondes a los mensajes.
- Tus padres registraban tus cosas cuando eras niña y adolescente.
- Tus padres no te dejaban ir sola a ningún sitio cuando ya tenías diez, doce o catorce años. Incluso viviendo en una zona segura y estando muy cerca del colegio, quiosco, panadería...
- Tus padres te impedían juntarte con algunas personas sin conocerlas.

Aviso: los ejemplos que salen aquí por lo general tienen que ver con padres sobreprotectores, pero siempre hay que contextualizarlos para ver si la actitud corresponde con una sobreprotección o con una protección a secas. Los padres necesitan proteger a sus hijos cuando estos últimos no perciben el posible peligro. Dependiendo de la situación, hablaremos de una cosa u otra. Por ejemplo, no es lo mismo que no te dejen ir sola al colegio si tienes ocho años y está a veinte minutos andando, que si tienes trece y el colegio se encuentra a cinco minutos. Al igual que puedes tener dieciséis y que no te dejen ir sola porque el lugar es peligroso, y entonces hablamos de algo razonable. Lo mismo sucede con otros puntos que te he contado. No es lo mismo que para protegerte no te dejen ir con un amigo que ha abusado de ti, a que no te dejen juntarte con un amigo porque no les gusta que no haya estudiado.

Esta necesidad de contextualizar no solo se aplica a la sobreprotección, sino a todo lo que hemos hablado aquí. Una conducta por sí sola rara vez explica algo. Casi siempre hay que mirar la situación global.

10. **Negligencia.** Aunque la negligencia más común suele ser la emocional (el abandono emocional del que hablábamos antes), a veces, seguramente más de las que podemos pensar, el abandono se extiende a otras áreas. A la de necesidades básicas. Por ejemplo, que tus padres se vayan todo el finde y te dejen sola en casa siendo muy pequeña, que no se despierten para llevarte al cole un lunes, que se olviden de hacer la comida...

Aunque estas experiencias son las más comunes o las que más solemos encontrarnos las psicólogas, en la infancia, adolescencia y edad adulta pueden ocurrir muchas más cosas que resulten ser traumáticas. No te preocupes, te dejaré un espacio en el siguiente capítulo, cuando vayamos al pasado, para que puedas identificar la mayoría de ellas, si no todas.

«YO NO TENGO NINGÚN TRAUMA»

Puede que hayas leído toda esta retahíla de experiencias traumáticas y te hayas quedado impasible. Quizá hayas pensado: «A mí todo eso no me duele», «Pues mis padres fueron así conmigo y a mí eso no me ha dejado ningún trauma». O igual no. Tal vez lo has leído y se te han humedecido los ojos o incluso has llorado. O has sentido un pinchazo en el corazón.

Eso ahora no importa, lo que vengo a decirte es que en este libro hay espacio para ti y que eres normal, completamente **normal**.

Cuando nos ocurren experiencias difíciles, cada una de nosotras desarrolla sus propios mecanismos para hacerles frente. La disociación es uno de los más comunes. Tiene que ver con no recordar apenas nada de tu infancia e incluso de tu adolescencia o edad adulta. Con no sentir el impacto que ha tenido haber vivido determinadas situaciones. Así de inteligentes son nuestro cuerpo y nuestra mente. Pero todo eso no quiere decir que el impacto no esté ahí. Más tarde lo comprenderás. Lo único que significa es que hay alguna parte de ti que se ocupa de que aún no puedas entrar en contacto con el dolor o lo que sea que te produzca aquello que viviste.

Puede que estas experiencias traumáticas de las que estamos hablando, o este libro en general, te estén haciendo recordar cosas difíciles o removiendo emociones. Si es así, no te preocupes. Es una buena señal. Eso quiere decir que estás pudiendo ver y, aunque más tarde también lo entenderás, ver y sentir es una grandísima parte del trabajo para poder sanar esas heridas y que se conviertan en cicatriz.

No son tus pensamientos negativos los que te están generando malestar, sino tu sistema nervioso.

Es curioso. En las sociedades en las que vivimos, encontrarse mal o sentir esas emociones desagradables está mal visto. Sin embargo, hallarse regular, tener un día a día que no te guste, un trabajo aburrido, sentirte hastiada, apática, cansada... y todas esas sensaciones que nos hacen vivir bajo el paraguas de la indiferencia están bastante normalizadas. Es como si flotara en el aire la creencia general de que estar regular es lo normal en la vida y que no podemos encontrarnos de otra forma.

Pues aprovecho para romper estos dos grandes mitos.

En primer lugar, estar mal, es decir, sentir emociones desagradables, resulta natural y necesario. Además, siempre tiene un sentido, el cual vas a encontrar a lo largo de este libro. Y en segundo lugar, estar «regular» y simplemente ir sobreviviendo no es todo a lo que podemos aspirar. Estamos en el mundo para VIVIR, así con mayúsculas. Si no lo creyera, no estaría escribiendo este libro, y lo más seguro es que tú tampoco lo estuvieras leyendo.

Quizá te preguntes: «Y si se puede VIVIR en mayúsculas, ¿por qué estamos todas o la mayoría tan jodidas? La respuesta es porque tenemos síntomas y estamos en modo supervivencia. Vamos a ver qué es eso.

Fuera del ámbito de la psicología, es común creer que tener depresión es una enfermedad de por sí (bueno, la verdad es que algunas psicólogas también lo creen, pero eso lo dejamos para otro momento). Pero, en realidad, estar deprimida no es en sí el problema, sino que tiene que ver con que nuestro sistema nervioso se ha congelado. Aunque ahora hablaremos de qué significa congelarse y para qué sirve, quiero que sepas que no es algo aleatorio. Lo más seguro es que el sistema nervioso se haya congelado porque no puede o no sabe cómo seguir sobreviviendo a muchas cosas que han ocurrido y resultan estresantes. Es un síntoma que nos indica que nuestro cuerpo está luchando por sobrevivir al pasado o al presente.

Cuando ocurre un acontecimiento que supera nuestros recursos para poder estar en calma, es decir, un trauma, nuestro sistema nervioso se pone en marcha para hacerle frente. Activa el modo supervivencia. Por lo general, mis pacientes se quejan del malestar que suele derivar de esos mecanismos de supervivencia que nuestro sistema nervioso moviliza, por ejemplo, el «Me siento preocupada todo el día». Puede que esto también sea lo que ahora mismo te está perturbando a ti.

Los mecanismos de supervivencia que tiene nuestro sistema nervioso son básicamente estos:

1. **Lucha/huida.** Cuando estamos en lucha/huida, nuestro sistema nervioso se encuentra hiperactivado. Eso quiere decir que está movilizando recursos y poniendo toda su energía en sobrevivir a través de, precisamente, la activación. Imaginemos que Carmen, de doce años, vive en una casa en la que papá y mamá pasan muchas horas trabajando. Apenas recibe atención y cariño por parte de sus padres. Se siente muy sola porque pasa mucho tiempo sin nadie en casa y, además, tiene miedo. El sistema nervioso de esta niña puede activarse con la intención de hacer frente a esta situación difícil. Esto haría que, en caso de que se pusiera en modo «lucha», ella se pasase gran parte del día sintiendo agobio, irritabilidad o enfado, incluso que se mostrara agresiva con

sus padres. Si se pusiera en modo «huida», también habría síntomas de hiperactivación desagradables en Carmen, como por ejemplo, ansiedad o hipervigilancia, es decir, estar sobresaltada y pendiente de todo, pero puede que quizá le dé por irse de casa, huir de la situación y pasar todo el rato fuera con los amigos, haciendo un plan y otro.

2. **Congelación.** En el mismo caso, si esta situación por ejemplo persistiera en el tiempo o Carmen sintiese que haga lo que haga no puede hacer frente a las circunstancias, podría activarse la congelación, y el sistema nervioso en este caso estaría hipoactivado. De esta forma, lo que sentiría Carmen es una falta de energía brutal. Una sensación quizá de no estar del todo conectada con la vida, de apatía.

Estas respuestas son las mismas que ocurren en el mundo animal. No sé si eres de esas personas a las que les gustan o no los documentales de animales. En cualquier caso, te cuento cómo se ve. Cuando un mamífero se siente amenazado porque un depredador lo acecha, por ejemplo, puede responder luchando o huyendo. Solo recurrirá a estas respuestas en caso de que vea que tiene los recursos necesarios para hacerles frente, pues requieren mucha energía. Cuando la amenaza es mucho más grande, por ejemplo, el depredador está ya a un metro, la presa se congelará. Literalmente, parecerá que ha muerto. Es una forma de hacerle creer al depredador que ya no está respirando para así pasar desapercibido. Por supuesto que la radicalidad de la respuesta va a depender también de cómo de grande sea la amenaza. Por suerte, no es común que las personas nos enfrentemos a peligros tan grandes como para tener que responder de una forma tan rotunda.

Ahora, volvamos al mundo de los humanos. Esos estados en los que puede estar nuestro sistema nervioso pueden producir algunos de los síntomas desagradables que experimentas o has experimentado: excesiva apatía, miedos repentinos a cosas aleatorias, autoexigencia exacerbada... Por lo general, que el sistema nervioso se encuentre en modo supervivencia es una consecuencia directa del trauma. Además de este modo supervivencia que se activa cuando nuestro sistema nervioso se satura, algunos síntomas (por ejemplo, tener la sensación de que te falta valía) vienen de nuestras partes internas. Estas, al haber experimentado situaciones duras o muy estresantes como las que hemos comentado que pueden ocurrir con nuestros padres, se han quedado como congeladas .

Me explico. Cuando se da el trauma, lo que ocurre básicamente es que el sistema nervioso considera que lo que ha pasado es lo suficientemente importante para la supervivencia como para registrarlo y guardarlo de forma aislada. Es decir, lo que sentiste en ese momento y lo que creíste sobre ti misma y el mundo se queda grabado tal cual sucedió, sin apenas conectarse con otra información, vivencias o creencias... Se queda aislado en alguna parte del sistema nervioso. Sin embargo, cuando en el presente sucede algo que, de alguna manera, aunque sea sutil, se parece a lo que ocurrió, brota toda una ola de emociones, sensaciones y pensamientos que no se corresponden con el presente, sino con el trauma pasado.

Imaginemos que cuando tenías ocho años tuviste una experiencia de *bullying* en la que varios de tus compañeros te llamaban «fea», «asquerosa» e incluso te empujaban en el patio. Ante esa situación, reaccionaste sintiéndote profundamente indefensa y sola. Puede que aun hoy día, sin saber por qué, tengas la idea preconcebida de que eres fea o de que no puedes hacer amigos y que estás sola. Incluso aunque no se ajuste en nada con la realidad actual de tu vida, pues muchas personas te ven bella y tienes varias amistades. Lo que ocurre no es del presente, sino del pasado. Esas ideas y emociones tienen que ver con esa herida emocional, con ese trauma que te ha dejado el *bullying* y que sigue supurando.

¿QUÉ ES LA MENTE?
¿CÓMO FUNCIONA?

¿Alguna vez te has preguntado por la naturaleza de tu mente? En Occidente, a veces las personas nos fundimos y nos identificamos con ella. Yo misma recuerdo la primera vez que leí en alguna cuenta de redes sociales algo así como «¿Tú también te crees que eres tu mente?». Hasta ese momento, no me había preguntado sobre la naturaleza de esta y mucho menos me había planteado su contenido. Esa falta de cuestionamiento es, posiblemente, el principal motivo por el que creemos que somos nuestra mente. No sabemos diferenciar entre esta y nosotras mismas. La realidad es que la mente no somos nosotras, no. La mente es una parte de nosotras. Es una herramienta que apareció para ayudar a la supervivencia. Un instrumento que nos permite poder planificar el futuro, tomar decisiones más acertadas y organizar nuestros recursos, por lo que tendremos más opciones para sobrevivir.

Sin embargo, la mente y el contenido de esta (es decir, lo que pensamos) no siempre es relevante ni tampoco cierto. Tenemos cerca de sesenta mil pensamientos al día. La mente está en constante movimiento y, a veces, no tiene nada que aportarnos.

Uno de los problemas que más observo en consulta con relación a la mente es que la gente se cree lo que piensa. Está convencida de que lo que piensa es igual a la realidad. Y no es así.

Por ejemplo, una de mis pacientes, Noelia, venía diciéndome que últimamente se sentía atormentada porque cada vez que iba a coger el metro, pensaba: «Voy a tirarme» o «¿Y si me lanzo?». Esto la angustiaba muchísimo. Era así, básicamente, porque creía que el mero hecho de pensarlo era igual a sentirlo o a hacerlo.

Debes saber que esa no es la naturaleza de la mente. Podemos tener esos llamados «pensamientos intrusivos» que aparecen de repente y a veces dicen cosas muy feas. Pero si pasamos de ellos, no necesitamos hacer nada más. Porque pensar algo no quiere decir necesariamente que lo sintamos así. Y mucho menos que lo vayamos a hacer.

LA RELACIÓN CON NUESTRA MENTE

En las tradiciones orientales, la relación con la mente está más cultivada. Eso es gracias a las prácticas relacionadas con la meditación. Esta consiste en aprender a poner la atención en algo concreto y en devolverla a ese algo cada vez que la mente entra en juego y te distrae. Como esto es bastante abstracto, ahora mismo vas a poder practicarlo y a entender qué te estoy diciendo.

Vamos a probar...

Siéntate en un lugar tranquilo, con la espalda erguida, sin distracciones, y a ser posible en silencio.

Centra la atención en tu respiración. Es decir, enfócate en cómo respiras.

Atiende a cómo sale y cómo entra el aire o, si quieres, en el modo en que se mueve tu abdomen.

Verás que, en algún punto, la mente se despista. Es normal y tiene que pasar.

Vuelve a centrarte en la respiración.

¡Espera! Un momento. ¿Te has dado cuenta de que has observado «tu mente»?

Te has pillado dándole vueltas a la compra, a esa conversación que tuviste ayer con tu pareja o a lo que sea que hayas pensado. Eso quiere decir que hay alguien que observa la mente. Sí. Que tú no eres solo tu mente. Sino que eres también ese ser que hay detrás observándose y dándose cuenta. ¿Entiendes mejor ahora cuando te decía que la mente es solo un instrumento más para la supervivencia?

Consejos generales para relacionarte mejor con tu mente:

- No intentes controlarla. La mente no funciona a tu merced, eso solo hará que te obsesiones cada vez más con los pensamientos que tratas de controlar. Basta con que te diga que no puedes pensar en algo para que lo hagas.

- La mente depende del estado del sistema nervioso y del estado emocional. Por ejemplo, si estás congelada (es decir, deprimida), dan igual todos los pensamientos positivos que quieras, pues no los vas a recibir, no te los vas a creer. Para trabajar en la mente, hay que trabajar en el cuerpo y, por lo tanto, en el sistema nervioso y en las emociones. No te preocupes, vas a poder hacerlo en profundidad. De eso va a este libro.

- La mente funciona siempre en relación con el contexto. Hace unos meses leí *Devenir animal*, donde el autor contaba sus peripecias cuando viajó durante meses solo por las Montañas Rocosas. Durante esa travesía, observó algo: cuando pasaba por un paisaje abierto, por ejemplo, una pradera o un campo, sus pensamientos eran muy diferentes a cuando se metía en un bosque. El entorno moldea nuestra mente. ¡No me digas que no es supercurioso! Los pensamientos cambian cuando el contexto varía. Cuando me refiero a esto último no hablo de modificar necesariamente cosas importantes como puede ser el trabajo, a veces basta con salir a caminar y cambiar de espacio.

- No te creas todo lo que piensas. Ya te lo he dicho antes. Tenemos sesenta mil pensamientos al día y, créeme, la gran mayoría son aleatorios y carecen de sentido. Los pensamientos son solo palabras.

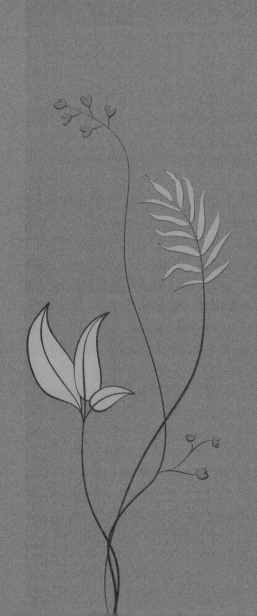

LO QUE NECESITAS SABER SOBRE LAS EMOCIONES POR AHORA

La mente está apartada de la ecuación en nuestro sistema educativo, eso ya lo sabemos. Así como ocurre con todo lo que tiene que ver con nuestro sistema nervioso y lo que estamos hablando en este libro. Así pues, con las emociones no iba a ser diferente. Te voy a confesar algo: a mí, y te lo digo con total sinceridad, me da un poco de pereza cuando se habla según cómo de qué son, cómo funcionan y para qué sirven las emociones. No sé si es porque siento que se hace desde un lugar aburrido o por qué, pero voy a intentar que estas próximas páginas no tengan nada que ver con eso para ti. Prepárate porque vas a obtener una comprensión profunda de ti y de cómo somos los seres humanos.

Empiezo con lo básico para que no nos perdamos. **Las emociones son una respuesta fisiológica que se crea en nosotras y que sin nuestra intervención durarían muy poquito, solo unos segundos. Esas respuestas fisiológicas son mensajeros, sensaciones que nos ayudan a poder tomar decisiones y a saber quiénes somos. Así, tal cual.**

Imagínate que estás en el trabajo. Tu jefe te pide a las seis y media que redactes un documento que necesita a primera hora de la mañana y te quedan treinta minutos para irte a casa. Empiezas a sentirte agitada, una sensación desagradable se apodera de ti: el enfado. En este caso, esta emoción te ayuda a saber que esa situación está siendo injusta, está traspasando tus límites y no es tolerable para ti. Te ayuda a defenderte y a apropiarte de lo que es tuyo, es decir, tu tiempo y tu energía. Sin esa sensación, jamás habrías podido saber si eso es bueno o malo para ti, te quedarías sin guía.

Sucede lo mismo con todas las emociones, por desagradables que sean. La realidad es que no hay emociones buenas ni malas. Solo algunas que son más agradables y otras que lo son menos.

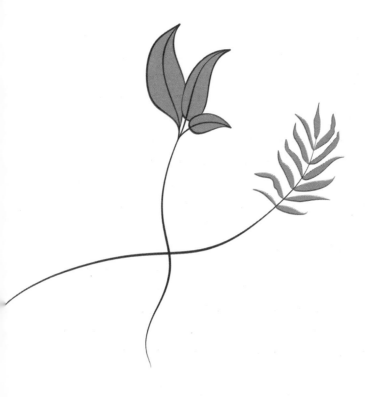

¿QUÉ DIRÍAN TUS EMOCIONES DESAGRADABLES SI PUDIERAN HABLAR?

Tus emociones tienen algo que decirte, así que te propongo un ejercicio para que las escuches. Ahora mismo te hablarán en primera persona y estoy segura de que, por primera vez, podrás entender muchas cosas. He elegido solo emociones desagradables porque son las que más nos cuesta manejar. No vayas a pensar que no existen emociones agradables; por supuesto, también las hay. Dentro de todas las emociones desagradables que existen (hay muchísimas porque el mundo emocional a veces es muy complejo y tiene muchos matices), he seleccionado las que es más común que sintamos y las que he visto a lo largo de mi práctica como psicóloga que se les hacen más bola a la gente.

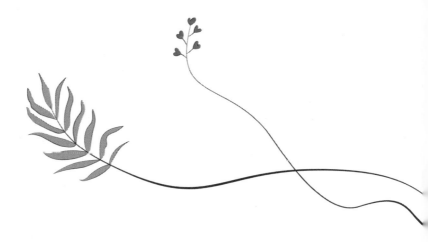

TRISTEZA

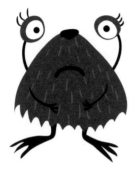

Hola, soy tu tristeza.

Estoy presente en la vida de todo el mundo y, aun así, soy una de las emociones más invalidadas. Desde el típico «no llores» hasta el «no tienes que estar triste».

La verdad es que soy desagradable e incómoda. Pero vengo como un mensajero que trae una misiva para ti.

Si pudieras leer la carta que te he escrito, verías que lo que necesito es que me reconozcas y me des espacio.

Salir, hacer mil planes y fingir que no existo no sirve para nada. Sigo ahí, esperando a que haya espacio para mí.

Si me lo das, te darás cuenta de muchas cosas. Porque justo vengo para eso: para que puedas reflexionar y tener un espacio íntimo contigo y con los demás.

Quizá estoy en tu vida porque ha pasado algo duro y difícil que necesitas integrar. Y yo te ayudo con eso.

También es posible que estés demasiado desconectada de tu naturaleza humana. ¡Dale más tiempo al bosque, a las flores y al contacto humano!

Otra opción es que necesites hacer cambios en tu vida que se alineen más con quien eres ahora: quizá ese trabajo, esa ciudad o ese amigo ya no son para ti.

Si me escuchas y actúas, prometo irme pronto.

Con cariño, tu tristeza

MIEDO

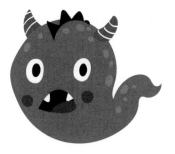

Hola, soy tu miedo.

Seguro que nos conocemos, pero ¡hablemos un ratito más! Soy esa emoción, esa parte de ti, que te ayuda a darte cuenta de las amenazas para sobrevivir a ellas. Podríamos decir que estás aquí gracias a mí, pues nuestros ancestros, a lo largo de la historia, han sobrevivido con mi ayuda.

En realidad, soy muy necesario. El problema se plantea cuando aparezco en situaciones que conllevan riesgo pero que en realidad no son tan peligrosas. Por ejemplo, cuando quieres hacer una exposición, lanzarte a clases de pintura o conocer a la familia de tu novio. En esos casos, tendrás que utilizar tu parte adulta y racional para valorar hasta dónde existe el riesgo de verdad.

Me suavizo también con la práctica y cuando aprendes a no creerte tanto las cosas catastróficas que te cuento.

A veces, aparezco cuando algo desconocido asoma: la muerte, nuevas experiencias, cambios... Lo desconocido asusta, así que atrévete a explorar y curiosear hasta que lo conozcas más.

Si pudiera darte un consejo, sería este: sí, hazme caso, pero cuando tenga sentido hacerlo. Cuando no, cógeme de la manita y, después, déjame ir.

Con amor, tu miedo

ENFADO

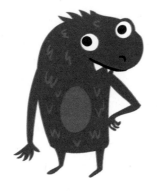

Hola, soy tu enfado.

Muchas personas me odian, me reprimen o me tratan como algo indeseable, así que creo que es momento de explicarme.

Soy una emoción muy vetada. En mayor parte porque vivimos en una sociedad en la que poca gente sabe bien cómo gestionarme. De hecho, con mi impulso se han creado los mejores movimientos sociales, pero también se han ejercido las peores agresiones.

Existo precisamente para eso: para darte poder. Para que pongas límites, para que te defiendas, para que te protejas, para que exijas lo que es justo...

Muchas personas, sobre todo las mujeres, han aprendido a silenciarme porque es lo que les han dicho que está bien: callar y no molestar. Por eso, con más razón aún, tienes que aprender a escucharme y darme voz.

Estar enfadada no justifica ningún tipo de agresión hacia una misma ni hacia el resto. Esto es una situación que suele darse cuando no me atiendes a tiempo.

Aprende y elige bien cómo canalizarme. Tienes muchas opciones: respirar, moverte, escribirme y, por supuesto, ejercer tu derecho a poner límites.

Recuerda que te doy el poder de priorizarte y crear la vida que quieres. No me silencies.

Con amor, tu enfado

CELOS

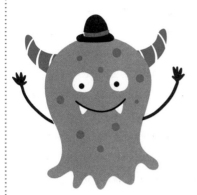

Hola, soy tus celos.

Alguna gente piensa que tengo algo que ver con el amor y otra me demoniza diciendo que no debo existir, así que vengo a contarte la verdad sobre mí.

Soy una emoción compleja, que cada quien vive de una forma diferente.

Algunas personas me sienten con más miedo, otras con más rabia. No hay casi nadie que de mí se libre.

Aparezco en situaciones en las que sientes una amenaza para tu vínculo o tu prioridad en una relación.

Nada tengo que ver con sentir más o menos amor. Tampoco soy una emoción tóxica que no deberías experimentar.

Soy una emoción más y merezco existir, pero sí que es importante lo que hagas conmigo.

Te recomiendo que aprendas a identificarme y a elegir cómo regularte, es decir, poder hacer que la emoción sea más tolerable. Eso te ayudará a no tener comportamientos posesivos, incluso a minimizarlos al máximo. Pero recuerda que los celos no justifican ningún tipo de violencia ni posesión.

La comunicación, la honestidad y la comprensión en pareja son claves muchas veces para poder gestionarme. Habla más sobre mí.

Con amor, tus celos

ENVIDIA

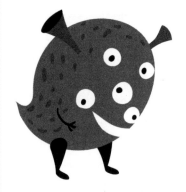

Hola, soy tu envidia.

Dicen que soy como un vaso de veneno que te tomas esperando a que el otro se muera. En general, tengo muy mala prensa.

Hoy vengo a desmitificar un poco todo lo malo que se ha dicho de mí, a hablar de mis luces y mis sombras.

Efectivamente, puedo ser dañina. Pero solo, cuando te dejas llevar por mí, utilizas mi impulso para herirte o herir.

Sin embargo, cuando me escuchas, puedes conseguir sacarme partido y alinearte mucho más contigo.

Una de las cosas que yo enseño son las limitaciones que tú misma estás considerando sobre ti, ¡esto es autoconocimiento! Ya que, cuando envidiamos, en realidad, no creemos tener la oportunidad, capacidad o talento que vemos en los demás.

Por otro lado, yo, la envidia, enseño dónde podemos seguir mejorando y qué queremos para nuestra vida.

Puesto que, cuando envidiamos, estamos viendo reflejado todo aquello que nos gustaría experimentar y vivir.

No me utilices para hacer daño a los demás. Hazte el bien a ti. Escúchate. Préstame atención para obtener información.

Con amor, tu envidia

CULPA

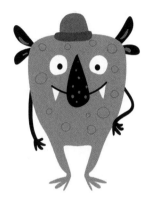

Hola, soy tu culpa.

Igual me conoces demasiado o quizá no tanto. En cualquier caso, charlemos un rato.

Soy esa emoción que aparece cuando eres consciente de que hay algo que has hecho mal. Vengo para ayudarte a reparar y a enmendar tus errores. Tengo buenas intenciones.

Sin embargo, a veces aparezco desde lo que moralmente crees que deberías haber hecho y, dependiendo del contexto, puedo surgir en exceso.

Esto último puede deberse a diferentes razones. Una puede ser que en tu crianza hayas aprendido que, para ser buena, debes complacer a los demás o ser siempre perfecta.

Soy adaptativa, es decir, soy buena para tu vida cuando te ayudo a tomar conciencia de tus errores, a empatizar con otros para repararlos y a conocer mejor tus valores.

Pero cuestióname cuando me paso de la raya, cuando te machaco, pues todas somos humanas y nos equivocamos, y cuando aparezco en situaciones que son minucias y sabes que no soy útil.

La culpa excesiva también se va cuando cuestionas en más profundidad todos esos «deberías» que ya no te ayudan. Por ejemplo, «Debería hacer esto por mi novio», «Debería comportarme de tal forma...».

Gracias por este ratito juntas.

Con amor, tu culpa

VERGÜENZA

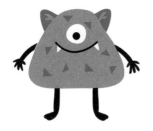

Hola, soy tu vergüenza.

Soy esa emoción que surge cuando te enfrentas a una situación en la que crees que puedes parecer inadecuada, hacer el ridículo, ser juzgada...

Estoy muy ligada al trauma, puesto que de este se deriva el sentimiento de que hay algo malo en ti y que hace que te dé vergüenza que los demás lo vean.

En realidad, existo para ayudarte o no hacer y no mostrar aquello que no se acepta en sociedad o que te puede excluir, cosa peligrosa, ya que somos animales sociales.

Sin embargo, a veces, puedo extenderme y hacerte creer que no hay apenas nada que no sea vergonzoso mostrar, lo que lleva a limitarte.

Como con todas las emociones, no puedes ni debes intentar hacer como que no existo. Déjame estar ahí. No me evites ni huyas de situaciones que te produzcan vergüenza. Muéstrate vulnerable siempre que puedas.

Trata de revisar y acoger aquellas partes del pasado que hacen que hoy me sientas.

Y háblate bien: no hay nada malo en ti. De hecho, nunca lo hubo.

No olvides que he venido a protegerte. No me trates como si fuera el enemigo.

Con amor, tu vergüenza

SOLEDAD

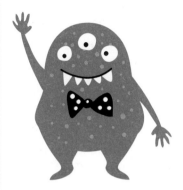

Hola, soy tu soledad.

Completamente tabú, como todas las emociones desagradables, pero tengo mucha información que darte.

Por lo general, se cree que vengo sólo porque estás sola o con poca gente disponible en tu vida y, bueno, muchas veces es verdad.

En ocasiones sí necesitamos más contacto humano. Ese es uno de los mensajes que puedo estar trayéndote: socializa más.

Sin embargo, puedo venir por bastantes motivos más. Uno puede ser que no estés teniendo verdadera intimidad en tus relaciones.

Eso quiere decir que, aunque socialices, te cuesta abrirte y ser del todo quien tú eres. Ya sabes, con todas tus partes.

Otra razón por la que puedes sentirme es porque tu gente de siempre ya no es compatible contigo, aunque te empeñes. Igual te vendría bien cambiar de ambiente.

También aparezco cuando necesitas compartirte más en comunidad. ¡Apúntate a baile, a teatro o a escalada..., a ver qué tal se te da!

Recuerda que, cuando sentimos soledad, lo más importante es que nosotras mismas sí estemos a nuestro lado y en intimidad. No te abandones.

Espero haberte ayudado a entenderte un poquito más.

Con amor, tu soledad

APATÍA

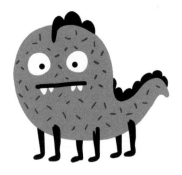

Hola, soy tu apatía.

Hay personas que dicen que soy peor que la tristeza, puesto que no padecer puede ser más incómodo que sentir cosas desagradables.

Sé que a veces cuesta hablar de mí: da miedo que piensen que eres una persona que no disfruta de la vida, que no siente lo que debería sentir...

Es difícil reconocer que a veces no sientes motivación ni ilusión por nada. Aunque, te adelanto que a todos nos pasa.

Yo, la apatía, tengo que ver con un estado de congelación del sistema nervioso en el que se da «la desconexión».

Puede que hayas pasado un periodo de mucho estrés y ahora necesites regularte o que haya ocurrido algo difícil de lo que tengas que recuperarte.

O igual te estoy queriendo decir que no vives lo suficientemente alineada contigo: necesitas encontrar propósitos que de verdad tengan que ver con quién eres.

Sea como sea, puede que el movimiento, como el ejercicio físico, y poner atención a los pequeños detalles te ayuden a volver a conectarte.

Recuerda que no necesitas estar fatal para pedir ayuda.

Con amor, tu apatía

¿DE QUÉ VA ESTE VIAJE DEL QUE HABLAMOS?

Durante estas páginas, he querido contarte todo lo que necesitas saber para poder empezar a hacer el trabajo que este libro propone. Admito que me encantaría vivir en un mundo en el que no fuera necesario explicar, por ejemplo, qué es la mente, cómo funciona o cuáles son los mensajes que nos traen las emociones. Pero, por desgracia, en nuestra sociedad todavía no se le da tanta importancia a eso. Aún no hay asignaturas en los colegios, institutos y universidades que nos enseñen a relacionarnos mejor con nuestro mundo interno.

Mi idea es que, con todo lo que acabas de leer y has aprendido a lo largo de estas primeras páginas, puedas empezar a ahondar y comprender mejor de qué forma se ha reflejado en ti todo eso que hemos hablado. El viaje consiste en poder mirar de frente, aunque a veces dé miedo, todo lo que ocurrió y el impacto que eso tiene en nosotras. Lo primero lo haremos en el segundo capítulo y lo segundo lo veremos en el siguiente. Ahí es donde nos centraremos en trabajar en el presente con los recursos que tienes para construir la vida que siempre te mereciste poder vivir. Por último, intentaremos que puedas darle un sentido profundo de verdad a todo este esfuerzo. Al final, somos animales sociales y nuestra vida tiene mucho más sentido cuando nos compartimos y ofrecemos lo que sabemos.

En el cuarto capítulo, acabarás el viaje en el futuro. Podrás hacer que otras personas también se encuentren con su parte adulta: con ellas mismas cuando son compasivas, amables, curiosas y viven en paz. Oye, quizá pienses que soy un poco fantástica, pero creo que si todas hiciéramos este trabajo, podríamos cambiar el mundo de manera drástica. Estoy convencida de que la raíz real de cualquier conflicto y problema que hay en el mundo está en la forma en que se gestionan las adversidades. Por lo que pienso con firmeza que, si cambiamos y vivimos vidas llenas de amor y conexión, el futuro de nuestro mundo también se transformará.

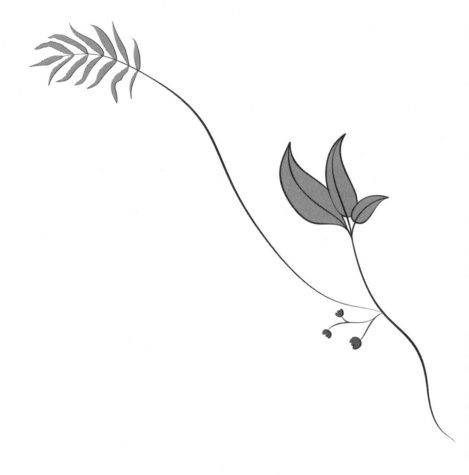

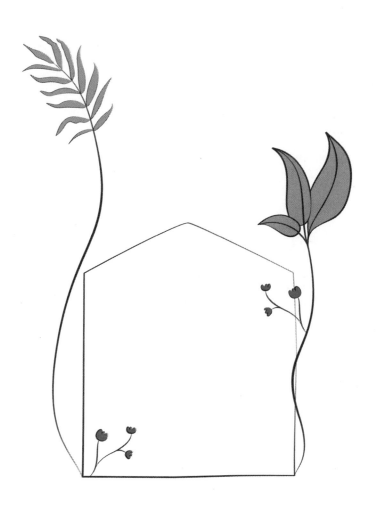

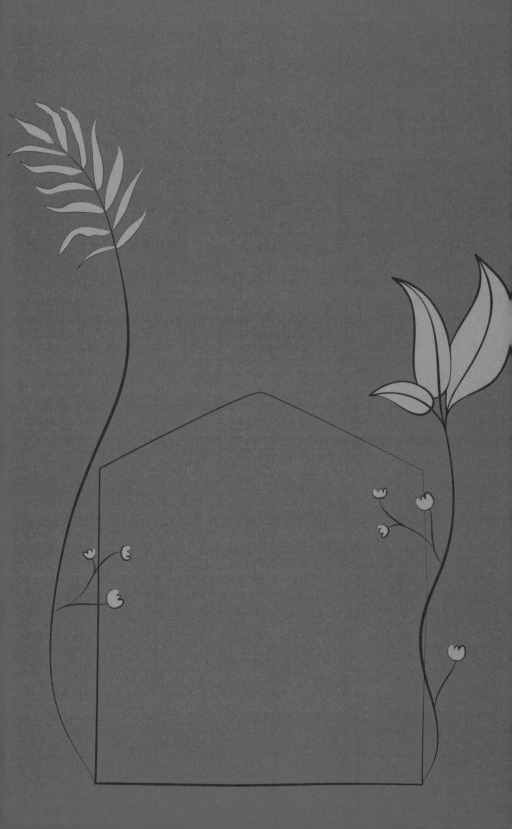

EMPEZANDO EL VIAJE POR EL PASADO: SANANDO MIS HERIDAS

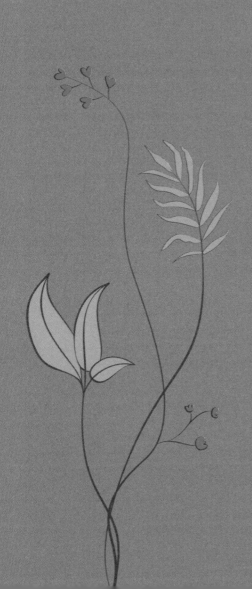

NO ELEGISTE CÓMO SOBREVIVIR

En este segundo capítulo, vamos a dar un paseo por el pasado. Veremos qué has experimentado en tu vida y cómo te ha marcado. También empezaremos a ver nuestro pasado con unas nuevas gafas. Nos permitirán mirar de forma más objetiva y nos ayudarán a cuestionarnos algunas cosas que quizá ya dábamos por sentadas.

Antes de seguir, me gustaría decirte algo que para mí es importante que sepas, aunque pueda parecer como esos libros de positividad tóxica que tan poco me gustan: **en los momentos duros y en las experiencias traumáticas se sobrevive como buenamente se puede y como el cuerpo elige.**

Ya has visto que nuestro sistema nervioso tiene diferentes estados que nos llevan a sentirnos de una manera u otra , incluso a pensar unas cosas u otras. Tú no has elegido cómo sobrevivir. Te digo esto porque, probablemente, todavía cargues con la culpa de cómo lo hiciste cuando te enfrentaste a aquella situación. Porque quizá todavía te martirices diciendo: «Podría haberlo hecho mejor», «No tendría que haber dicho aquello», «Me equivoqué reaccionando así aquella vez»... En realidad, cuando nuestro cuerpo se pone en modo supervivencia, muchas veces no podemos elegir. Nos limitamos a sobrevivir. Así que enhorabuena por haberlo conseguido, que lo tuyo te habrá costado. Recuerda con cariño que lo has hecho lo mejor que has podido y créetelo siempre.

No quiero que lo que he dicho suene a que somos marionetas de nuestro propio sistema nervioso cuando decide ponerse en modo supervivencia. Aunque muchas veces es así, puede dejar de serlo. Permíteme que te explique.

Nuestro córtex prefrontal, que constituye la parte más moderna de nuestro cerebro, se encarga de llevar a cabo nuestras funciones superiores: planificar, crear, gestionar... También puede influenciar de manera positiva en nuestro cerebro y mejorar el funcionamiento de otras partes, como las que se encargan de nuestros estados de supervivencia y de nuestras emociones. Básicamente, lo que puede hacer el córtex prefrontal es que esas partes emocionales que reaccionan dentro de nosotras sean menos impredecibles y estén más bajo nuestro mando.

Esta parte tan potente, por lo tanto, puede ayudarnos a conseguir tener un mayor dominio y elección a la hora de responder en situaciones difíciles. Al igual que ocurre con los músculos, puede entrenarse y fortalecerse. Esto sucede, por ejemplo, cuando vamos a psicoterapia y hacemos todas las reflexiones, ejercicios y rutinas que te voy a proponer a lo largo de este libro.

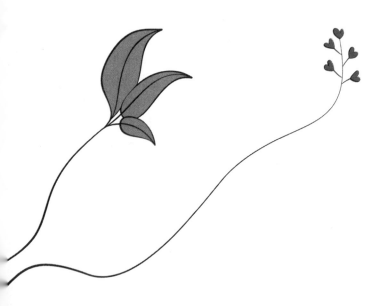

SANAR MIS HERIDAS DE LA INFANCIA

Cuando hablamos de heridas de la infancia, nos referimos a esas experiencias traumáticas que vivimos durante nuestros primeros años de vida. Es una época especialmente importante porque es entonces cuando nuestro cerebro aprende absolutamente todo lo que hoy en día puede estar impactando de manera negativa en nuestra salud emocional. Por ejemplo, en esos primeros años pudimos aprender que nuestras emociones no son importantes o que molestan a los demás si nuestros padres no las acogían ni nos calmaban con cariño. O que siempre tenemos que obedecer y hacer lo que otros quieren si tuvimos unos padres muy autoritarios.

Vamos a empezar a bucear en tu infancia.

Ejercicio. Responde a estas preguntas con toda sinceridad. Señala, rodea o apunta en el móvil los números de aquellas preguntas que respondas con un sí.

Importante: algunas de las situaciones que te expongo abajo pueden haberse dado en otros momentos de tu vida y haber dejado también secuelas. Si ha sido así, también puedes señalarlas.

En tu infancia y adolescencia...

1. ¿Pasaste mucho tiempo sola o aburrida sin interactuar con gente de tu edad?
2. ¿Te llamaban a menudo llorona, miedica o similares?
3. ¿Te gritaban cuando no hacías algo bien?
4. ¿Viviste algún tipo de violencia física por parte de tus padres, tus abuelos, tus tíos...?
5. ¿Utilizaban el castigo como forma de enseñarte lo que estaba mal?

6. ¿Tuviste alguna experiencia de *bullying*?

7. ¿Te sentiste apartada cuando llegó a casa un nuevo hermanito?

8. ¿Viviste discusiones violentas (con gritos, insultos...) entre tus padres?

9. ¿Alguno de tus padres tuvo algún tipo de problema de salud mental (por ejemplo, depresión)?

10. ¿Alguno de tus padres consumía algún tipo de sustancia o era adicto a algo?

11. ¿Pasabas mucho tiempo con personas con las que no te sentías cuidada (por ejemplo, una niñera que no te hacía mucho caso)?

12. ¿Te sentiste excluida en el cole o en otros círculos sociales?

13. ¿Pasaste desapercibida cuando necesitabas algún tipo de ayuda?

14. ¿Te decían todo el rato cómo tenías que ser (por ejemplo, «No seas tan tímida»)?

15. ¿Te comparaban con tus hermanos, primos, amigos...?

16. ¿Tuviste que cuidar de tus padres, aconsejarles o guiarles de alguna forma?

17. ¿Alguno de tus padres te metía en medio de sus conversaciones matrimoniales tratando de ponerte de su parte?

18. ¿Viviste algún tipo de abuso sexual?

19. ¿Te sentiste de forma reiterada tratada de forma injusta por tus profesores o juzgada por no rendir a nivel académico?

20. ¿Viviste alguna forma de discriminación, por ejemplo, racial o por tener algún tipo de discapacidad?

21. ¿Tuviste que vivir la muerte temprana de una persona muy cercana a ti?

22. ¿Te sobreprotegían hasta el punto de no dejarte formar parte de excursiones o quedar con amigos cuando el resto sí lo hacían?

23. ¿O te desprotegieron hasta el punto de dejarte en tu casa sola durante muchas horas a edades muy tempranas?

¿Qué consecuencias ha tenido aquello que viviste? A continuación, puedes leer una pequeña reflexión que refleja el impacto que puede estar teniendo lo que pasó.

Lo que sucedió no afecta igual a todas las personas. Creo que eso es obvio. Pero ¿por qué? ¿Por qué lo que para otras personas ha pasado como un capítulo más o un momento más de sus vidas para otras ha sido traumático?

Que algo sea o no traumático no depende en exclusiva de la lista que te he mostrado antes. Aunque luego hablaremos de lo que es el trauma con más profundidad y de cómo se sana, por supuesto, sí quiero contarte algo ya. **El trauma no es lo que pasó, sino que nadie te vio, te acompañó y te cuidó mientras pasaba.** Eso hizo que tu cerebro se diera cuenta de que lo que te ocurría era tan importante como para registrarlo a fuego en tu cabecita. Hizo que todos esos pensamientos negativos que ocurrieron durante ese momento de tu vida y todas esas sensaciones tan desagradables se quedaran grabadas y que hayan vuelto a aparecer ahora en el presente.

Por supuesto, hay cosas que son traumáticas de por sí. Esos traumas que en psicología escribimos con T mayúscula; son experiencias que, las mires por donde las mires, resultan horribles. Aunque, de todos modos, no quedan registradas con el mismo fervor en diferentes personas ni de la misma manera. La clave es que te acompañen, te cuiden y te protejan durante y después de los hechos traumáticos, como ya he comentado. Sin embargo, también hay otros factores que tienen mucho que ver con que algo sea traumático o no. Por ejemplo, la edad que tienes cuando te sucede. Cuando somos más pequeños, nuestra cabecita no posee recursos emocionales ni mentales ni de ningún tipo para afrontar un problema. Cuanto más pequeños somos, por lo general, mayor es el impacto de aquellas cosas feas que suceden. También influye si tenemos o no recursos económicos para, por ejemplo, acudir a terapia y dejar que nos ayuden. O si contamos con conocimientos para poder resolver la situación. No es lo mismo sufrir *bullying* y que en el instituto nadie se dé cuenta, o que hagan como que no se dan cuenta, a que den el aviso de alarma a tus padres y a los de la persona que hace *bullying* y se pongan manos a la obra para frenarlo. No es lo mismo vivir esa situación y que tus padres te apoyen a nivel emocional, por ejemplo, preguntándote cada día cómo estás, dándote abrazos o recordándote que eres valiosa, a que no lo hagan. Por eso, en muchas ocasiones, el trauma no es el episodio en sí de *bullying*, las amenazas o las comparaciones, sino lo que ocurre alrededor de este.

¿Y AHORA QUÉ?

Lo que acabas de hacer es un ejercicio de autodescubrimiento. Te sirve para poder reconocer que alguna vez has sido herida y que eso, de cierta forma, te sigue afectando. Reconocer que hay una herida no es absurdo, como dicen algunos. Es poder vernos de verdad, en nuestra totalidad. Es no seguir en la rueda de la vida sin pararnos primero a entender qué es lo que está pasando. Reconocer significa ponerle palabras a lo que nunca ha sido nombrado y necesita espacio. Constituye un acto de valentía con una misma. Reconocer te va a ayudar a saber de dónde estás partiendo. Si no conoces qué cosas te han dejado huella y cómo lo han hecho, no puedes abordarlas para seguir creciendo.

Pero eso no queda aquí. Para poder integrar el trauma y que el pasado te deje un poquito más en paz, necesitarás:

- Darte cuenta de qué partes de ti se desarrollaron a raíz de que existieran las experiencias traumáticas.
- Aprender sobre qué hacer cuando aparecen las consecuencias del trauma en el presente.
- Cuestionar las etiquetas que te han puesto a lo largo de tu vida y que sigues arrastrando hoy en día.
- Dejar atrás las creencias que el trauma te ha dejado.

- Aprender a regular y equilibrar tu sistema nervioso para que no esté en modo supervivencia.
- Reforzar tu autoestima, aprender a cuidarte y a construir relaciones seguras.

Todos estos puntos los vamos a abordar a lo largo del libro y, sobre todo, en este capítulo.

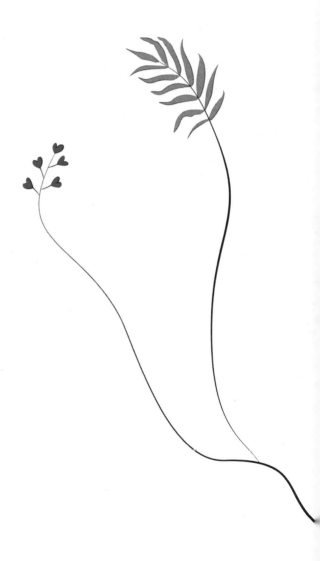

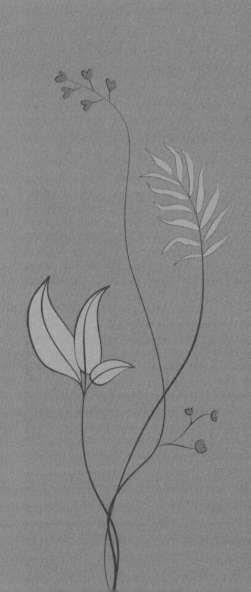

LAS PARTES EXILIADAS: CUANDO EL TRAUMA VUELVE AL PRESENTE

¿Recuerdas cuando te contaba en el primer capítulo que estamos hechas de partes? Bien, pues voy a empezar a hablarte de cómo son algunas de ellas, ahora sí, con un poco más de detenimiento.

Quizá en cierta ocasión hayas oído hablar sobre «la niña herida» (o «la niña interior»). En nuestra psicología es el nombre que se le pone a un conjunto de partes internas. En concreto, son esas que cargan con todo el trauma de lo que vivimos a lo largo de nuestra infancia. En el IFS, se llaman «las partes exiliadas». La razón por las que se denominan así es porque, de alguna forma, viven en el exilio de nuestra mente.

En nuestro mundo moderno, está muy a la orden del día apartar todo aquello que no es placentero o positivo. De hecho, habrás escuchado cientos de veces frases como «No llores», «No estés mal», «Tienes que ver el lado bueno», «No hay que darle vueltas», «Hay que pasar página»... Parece como si el dolor no pudiera tener cabida en nuestra vida de ninguna manera. Impregnadas por esta filosofía, aprendemos que nuestras partes más heridas deben quedarse en la sombra.

Un ejemplo de parte exiliada, para que nos entendamos, sería esa niña de seis o siete años que fui y que te conté en el capítulo anterior que vivió una dolorosa comparación. Esa parte de mí seguirá guardando las creencias, emociones y sensaciones que experimenté aquel día hasta que no sanen. Por eso, cuando en el presente se active, podrá provocar un malestar bastante grande. En el próximo apartado, te explico mejor cómo ocurre esto último.

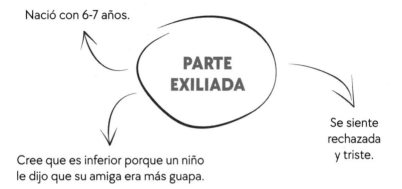

Nació con 6-7 años.

PARTE EXILIADA

Se siente rechazada y triste.

Cree que es inferior porque un niño le dijo que su amiga era más guapa.

Los exiliados, como ves en este ejemplo, suelen tener una corta edad. Por lo general, se debe a que las experiencias más traumáticas ocurren cuando somos niñas. Es cuando somos más vulnerables al daño, pues no tenemos recursos de ningún tipo para enfrentarnos a lo que nos pasa.

CÓMO SE EXPRESAN LOS EXILIADOS: LOS DISPARADORES

¿Alguna vez te ha ocurrido algo que parecía muy pequeño y sin importancia y has sentido que has reaccionado de forma desproporcionada?

Cuando algo duele y sabemos que no es en proporción a lo que ha pasado, cabe la posibilidad de que sea una situación que se parezca en algo a otra que vivimos en nuestra infancia o adolescencia. Eso hace que se dispare todo el malestar que en su día no pudimos sentir y procesar.

Te voy a contar un ejemplo que creo que será bastante esclarecedor. Es de una de mis pacientes.

Marta me contó en una sesión que, limpiando con su madre el jardín, se le cayó una de las figuras decorativas que habían tenido siempre ahí. Su madre la miró y le dijo: «Marta, de verdad, tienes que llevar más cuidado». En ese momento, Marta empezó a experimentar una cascada de emociones: rechazo hacia su madre, tristeza muy fuerte, angustia. Se fue a su habitación. Comenzó a sentirse muy sola mientras lloraba. Sabía que su madre había estado fuera de lugar con esa frase, pero no entendía por qué le dolía tanto. En realidad, al revisar su historia, pudimos ver que esa misma situación de romper algo sin querer se convertía en gritos y más gritos, y después ella acababa llorando sola en su cama. Lo que Marta estaba experimentando en el presente no era la situación que se estaba dando, no. Era lo que Marta niña vivió y todo lo que eso le dolió.

Cuando esto ocurre, decimos que ha habido un disparador, una situación que ha despertado a los exiliados. Se suele dar porque de algún modo recuerda a esa vivencia o vivencias del pasado, aunque no sea de manera consciente, es decir, aunque no nos demos cuenta de que lo estamos recordando.

Cuando esto pasa, necesitaremos tratarnos como nos hubiera gustado que nos trataran a nosotras siendo niñas. Si te invalidas y empiezas a decirte: «Menuda exagerada, esto no es para tanto, espabila»..., no le estás proporcionando a tu niña herida o a esa parte exiliada el cariño que necesita para poder calmarse. Al final, el trauma vuelve al presente, entre otras cosas, para que se pueda resolver. Si me trato igual o peor que me trataron, no hay resolución que valga. Así que, **va a ser importante poder darme aquello que no me dieron**.

A veces ese algo será empatía y hará que te veas a ti misma. Por ejemplo, decirte: «Sé que estás así por lo que te sucedió cuando eras pequeñita». Otras significará ofrecerte algo que te reconforte, como un automasaje o un ratito al aire libre. Lo ideal es que te preguntes: «¿Qué me hubiera gustado obtener ahí cuando era niña?» para poder responderte y ofrecértelo.

Por supuesto, también podemos darle fuerza a nuestra parte adulta, porque eso nos va a ayudar a que seamos capaces de hacer frente de mejor forma a esas situaciones cuando ocurran. Pero para eso está todo el capítulo del presente, donde hablaremos de qué puedes hacer ahora mismo en tu vida para fortalecerte.

¿QUÉ PUEDO HACER CUANDO APARECEN LOS DISPARADORES?

- Reconocer de dónde viene o, al menos, que viene del pasado.
- Preguntarme cómo me hubiera gustado que me trataran en ese momento y ofrecerme el cariño y el confort que no tuve de la forma que ahora sepa y pueda para ayudar a mi niña interior a estar más tranquila.
- Fortalecer mi parte adulta para que cada vez tome más el mando ella y menos la niña.

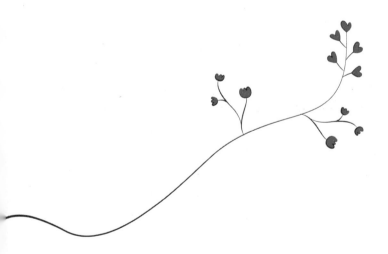

¿QUÉ ES LA AUTOESTIMA?

Cuando empecé en redes sociales, sentía rechazo cada vez que leía la palabra «autoestima». Puede parecer raro, pero ahora entenderás por qué. La autoestima es el típico concepto del que todo el mundo habla y con el que todas nos explicamos, pero que en realidad nadie sabría exactamente cómo definir. Por ejemplo, alguien puede decir: «Es que mi prima tiene baja autoestima» de una forma más bien ambigua. Por eso, cuando leí un post en Instagram en el que ponía «Cinco claves para mejorar tu autoestima», lo primero que pensé era «¿De qué autoestima me hablas exactamente?». Es como si hubiera leído un post con el título: «Cinco claves para un cuerpo biquini». ¿Qué es un cuerpo biquini? ¿Cuánta objetividad hay en realidad en la belleza? ¿De qué estamos hablando exactamente?

Por si no lo sabes, en psicología hay muchísimas escuelas diferentes. En cada una se habla de esta autoestima con distintas perspectivas y matices. También cada escuela tiene su planteamiento sobre cómo podemos mejorarla.

La perspectiva que contemplo yo en consulta y escribiendo este libro es el enfoque integrador. Aboga por buscar las similitudes entre las corrientes y trata de hacer un puzle perfecto entre las diferentes teorías y prácticas que hay dentro del universo de la psicología. Intenta explicar lo que nos pasa integrando los diferentes modelos que conocemos. Además, como ya habrás podido notar, también me fascina el mundo del trauma. Por eso, lo que te voy a contar sobre autoestima, y en general todo lo que te voy a explicar en este libro, va a ser desde una visión integradora informada en trauma.

Ahora sí, y siguiendo este enfoque que te he propuesto, te voy a contar qué NO es la autoestima. En realidad, hay mucha confusión en torno a ella y creo que, por tanto, tiene sentido que empecemos derribando falsos mitos.

- *Autoestima no es verme siempre bien ni sentirme siempre bien conmigo misma y con mi vida.*
Al principio te lo dije: este no es el típico libro de autoayuda. No te voy a decir que al leer este libro y hacer todo lo que te propongo de repente vas a estar siempre bien contigo. Sencillamente porque, aunque los mensajes positivos de tu taza del desayuno digan lo contrario, estar siempre bien no es posible. Si eres mujer, tienes un ciclo menstrual y unas variaciones a lo largo del mes que te van a hacer verte a ti misma de formas diferentes dependiendo del momento del mes en el que te encuentres, sin ir más lejos. Si eres hombre, aunque no tengas esas variaciones hormonales, como toda persona tendrás días, semanas o épocas en las que la vida se te hará más bola. O quizá ocurra una de esas cosas que no controlamos y que pueden hacer que la vida se vuelva más sombría durante un tiempo. Esto último que te digo, por supuesto, también se aplica a la forma en la que nos sentimos con nosotras mismas. Así que no, la autoestima no es estar siempre bien contigo.

- *Autoestima no es tener una imagen superbuena de mí y creer que tengo un valor superespecial.*
Para poder comprender por qué esto no es autoestima, vamos a aprender a diferenciar la autoestima sana del narcisismo. El narcisismo (que, por cierto, también está el pobre un poco malinterpretado en la sociedad) es un mecanismo que tenemos los seres humanos para proteger nuestra identidad. También para sobrevivir al trauma y compensar así situaciones en las que te has sentido inferior o pequeñita, en las que no te han dado importancia. Si la imagen que tengo de mí misma es excesivamente buena y está idealizada, posiblemente de lo que hablamos

es de narcisismo. Esto sucede cuando pienso que soy superespecial o la más inteligente de mi carrera. Sin embargo, una autoestima sana es esa que reconoce las propias habilidades, pero también los defectos. En ese caso, pensaríamos «soy una persona muy...» aunque sea también consciente de que soy un poco despistada. Una autoestima sana es tener una imagen realista de una misma.

- *Parecer segura, tener éxito profesional o una vida superintrépida... no son indicadores de una autoestima sana.*
¿Recuerdas cuando hablábamos de que estamos hechas de partes? Pues bien, aunque aún no hemos profundizado en ello con calma, algunas de esas partes las hemos desarrollado para protegernos. Cuando en el pasado nos hemos sentido vulnerables, expuestas o inferiores, podemos sacar a pasear una parte de nosotras que nada tiene que ver con cómo nos sentimos. Esta puede parecer supersegura e incluso aparentar muchísima confianza en sí misma. Sin embargo, no es una autoestima real. En ocasiones, las personas que creemos que tienen una buena autoestima parecen tener también vidas idílicas en redes sociales. La verdad es que las redes sociales no reflejan la realidad, ni de estas personas ni de nadie. Nunca sabemos lo que hay detrás de unas fotos preciosas en las Maldivas. Ni tampoco lo que hay detrás de cualquiera de las personas que nos cruzamos todos los días en nuestra vida. Mejor no prejuzguemos a los demás por lo que parece. La salud mental no se ve. Esto no hay que tenerlo en cuenta solo con la autoestima, sino con todo.

- *Para que los demás me quieran tengo que quererme yo primero.*
Somos animales sociales. Nuestra autoestima se construye en gran parte a través de los ojos de los demás y de lo que ocurre a nuestro alrededor. Además, en las relaciones, somos capaces

de sanar mucho más que en soledad. Así que, no. No tenemos que querernos primero para que nos quieran. **Más bien cuando otros nos quieren, sobre todo cuando nos quieren bien, aprendemos a querernos a nosotras mismas mejor.**

- *La autoestima puede «subirse» o trabajarse diciéndome cosas positivas sobre mí misma.*

Si te dices a ti misma todos los días por las mañanas «Tú puedes con todo» o cualquier otra frase motivacional, no servirá de nada si no va acompañada de una experiencia emocional agradable y de un sistema nervioso regulado. Puedo decirme lo que sea, pero si no lo estoy experimentando de verdad, no servirá para nada. Decirme «Tú puedes con todo» solo será útil cuando venga acompañado de una experiencia emocional y corporal de fuerza, energía y vitalidad, así como de unos comportamientos que me muestren que lo que me estoy diciendo a mí misma es coherente.

RESUMEN:

- Tener una buena autoestima no es verme siempre bien: la autoestima varía, como todo en la vida.
- Tener una buena autoestima no es tener una autoestima alta, sino una autoestima ajustada.
- Tener una buena autoestima no tiene que ver con lo que aparento, sino con cómo me siento yo por dentro.
- No tengo que quererme primero a mí misma para que me quieran. Merezco amor siempre. Y ese amor me ayudará a aprender a quererme.
- La autoestima no mejora por decirme frases positivas. Eso solo serviría si me creyera y experimentara esas frases.

Ahora que entiendes qué NO es la autoestima y que hemos desmontado algunos mitos, puedo explicarte qué sí es sin que tengas algunas ideas preconcebidas que no se corresponden con la realidad.

- *La autoestima es la forma que tengo de verme a mí misma (lo que pienso de mí), cómo me siento (plano emocional y de sistema nervioso) y cómo me comporto.*

La autoestima es un conjunto de cosas. Por un lado, cómo me veo a mí misma, es decir, qué pienso de mí. En psicología solemos llamar a esta parte «autoconcepto», del que hablaremos más adelante. Por otro lado, cómo me siento conmigo misma, es decir, qué emociones me despierta mi vida y mi relación conmigo. Esto es, si tienden a estar más relacionadas con el rechazo, la culpa, el miedo o, en cambio, con la aceptación. Por último y no menos importante, la autoestima tiene que ver con cómo me comporto y qué hago. Qué hago o no hago para cuidarme, en mi día a día, cómo actúo en mis relaciones...

- *La autoestima se gesta a través de las relaciones que he tenido a lo largo de mi vida.*

Lo dicho. Como animales sociales que somos, no podemos sacar las relaciones de la ecuación. De hecho, cómo de aceptadas, acogidas y queridas nos hemos sentido tiene mucho que ver con cómo nos vemos, nos sentimos y nos tratamos a nosotras mismas hoy.

- *La autoestima también tiene mucho que ver con qué he vivido en mi familia y cómo me han tratado mis primeros años de vida.*

Los primeros años de vida son importantes para todo. Cuando nacemos, no tenemos conciencia de ser unos seres independientes de nuestra madre: nos sentimos una extensión de ella. Después, con el paso del tiempo, vamos entendiendo que somos alguien diferente. Quiénes somos lo aprendemos a través de cómo nuestros cuidadores principales nos llaman, lo que nos dicen de cómo somos, cómo nos tratan...

- *Para tener una autoestima sana, necesito que otras personas me quieran y me valoren. También necesito sentir que formo parte de un grupo.*

    Estoy segura de que en muchas ocasiones has escuchado:
    - «Una buena autoestima viene de dentro».
    - «Lo que te digan los demás te la tiene que resbalar».
    - «¡Qué más da lo que cuenten de ti!».
    - «Lo que pienses tú de ti es lo que importa».
    - «Quiérete tu primero».

    Todas estas frases hacen alusión a una idea común: el amor hacia nosotras mismas nace de nosotras mismas. Esto tiene sus raíces en una idea, bajo mi punto de vista muy equivocada, que los seres humanos tenemos de nosotros mismos. La creencia de que somos seres independientes, aislados los unos de los otros, autosuficientes... Aunque cada vez nos movemos más como sociedad hacia el polo de la independencia, la realidad es que nuestra naturaleza humana nunca fue independiente.

    Recuerdo que una de las cosas que más me llamó la atención cuando leí el libro *Sapiens: De animales a dioses* fue la explicación de por qué los seres humanos habíamos sobrevivido cuando existían otras especies con cualidades que parecían incluso mejores que las nuestras. El autor daba una clara respuesta: la cooperación. Siempre actuábamos en grupo. Siempre colaborábamos. Esos inicios como especie y toda nuestra historia, así como la forma en la que nuestro mundo está configurado, tiene sus bases en la dependencia de los unos hacia los otros. Así que, ¿cómo voy a quererme a mí primero si sin los demás ni siquiera puedo sobrevivir? ¿Cómo no va a importarme lo que otros piensen si soy profundamente social? ¿Cómo voy a tener una buena autoestima si el resto no me quiere, no me ve o no me valora?

- *La autoestima sana depende mucho de cómo estoy con otras personas, sí. Pero yo puedo elegir a qué personas me acerco. Por supuesto, también puedo hacer cosas para fortalecer mi autoestima más allá de los demás.*

Desde luego, ser animales sociales no implica que toda nuestra autoestima dependa de los demás. Tampoco es eso. La que tiene la última palabra en tu vida, la que decide por qué caminos andar eres tú. Entonces, hay una parte que está en tu mano. Para tener una autoestima sana va a ser importante que elijas bien con qué personas te relacionas. Quienes te rodean tiene un impacto constante en tu autoestima, ya sea de forma positiva o negativa. Tú tienes la capacidad de elegir a dónde quieres acercarte y de dónde quieres alejarte. Elige sabiamente. Además, en el tercer capítulo, verás que hay mucho que puedes hacer para empezar a cuidar bien de ti misma.

Ejercicio. Evalúa cómo está tu autoestima.
A través de este ejercicio, te propongo evaluar cómo está tu autoestima. Solo tienes que marcar o rodear cada afirmación con la que te sientas identificada.

- Digo «sí» cuando quiero decir «no».
- Tengo conductas autodestructivas, es decir, me hago daño de diferentes formas. Por ejemplo, duermo demasiado, me paso con el deporte, consumo drogas...
- Acepto condiciones que no me gustan para no perder a los demás. Por ejemplo, esto puede ser relacionarme con amistades de un modo que me hace daño.

- Soy excesivamente complaciente.
- Hago deporte solo para perder peso.
- Como saludable solo para perder peso.
- Siento que no soy suficiente.
- Siento que los demás son mejores (o peores) que yo.
- Me siento culpable a menudo.
- Tengo mucho miedo a hacer el ridículo.
- No reservo tiempo para mí.
- Me comparo todo el tiempo.
- Me bloqueo o dejo de hacer cosas que quiero por miedo.
- No me permito descansar.
- No sé pedir ni recibir ayuda.
- Me critico duramente.

Hay dieciséis afirmaciones en total. Aunque solo hayas marcado una, eso ya nos está indicando que puedes cuidarte y tratarte mejor a ti misma. En caso de que cumplas más de cinco, entonces significará que el trabajo que puedes hacer para mejorar tu autoestima todavía es más grande y profundo. En el tercer capítulo verás cómo hacerlo.

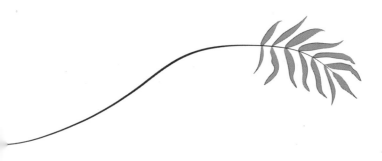

EL AUTOCONCEPTO Y LAS ETIQUETAS QUE ME PUSIERON

Una de las cosas que más me han sorprendido en mi trabajo como psicoterapeuta es lo alejadas que pueden estar a veces las visiones que dos personas tienen de una misma cosa. Por ejemplo, lo diferente que una paciente se ve a sí misma de cómo la veo yo. Me viene a la cabeza una en concreto. Vamos a llamarla Gabriela.

Podríamos decir que Gabriela tenía una idea de sí misma bastante regulera. En una de las primeras consultas que tuvimos, se describió como una persona muy fría y con mal carácter. Sin embargo, sesión tras sesión, yo no percibía lo que Gabriela me contaba. Le veía «sus cosas», obviamente, todos las tenemos. Pero por lo general me parecía una persona sensible, empática, que se emocionaba contándome partes complicadas de su vida. Cuando nos pusimos a indagar acerca de su pasado, nos dimos cuenta de que muchas veces, sobre todo por parte de familiares cercanos, la habían acusado de ser fría o de tener mala leche. Cuando revisamos qué pasaba en esas circunstancias, nos dimos cuenta de que Gabriela no se sentía segura en su contexto familiar para mostrar sus sentimientos de manera abierta, lo que la hacía parecer y mostrarse fría. Además, había una parte de ella que estaba muy enfadada con su familia por diferentes situaciones que había experimentado con ellos. En definitiva, la frialdad y el mal carácter de Gabriela no eran ni más ni menos que algunas partes de ella que se habían construido para hacer frente a su contexto familiar.

Vamos a ver qué enseñanzas podemos extraer del caso de Gabriela que puedan servirte para superar la imagen fea que tienes de ti. La idea es que puedan ayudarte a despegarte de esas etiquetas que te pusieron.

- **Algunas de las etiquetas que te pones son solo partes de ti que salen en algunas circunstancias.** Recuerdo que un día hablé justo de esto con mi psicóloga. Yo le contaba que tenía miedo a ser egoísta porque alguien me lo había dejado caer. Me dijo algo así como: «Mira, Ascen, si hablaras ahora con todos y cada uno de los pacientes que he tenido, seguro que algunos te dirían que yo soy una mierda de psicóloga, aunque para otros tantos sea maravillosa». Me hizo darme cuenta de que no solo no podemos gustarle a todo el mundo, sino que para cada persona somos de una forma, y es muy normal que eso ocurra.

- **Las peores partes de nosotras salen para protegernos y ayudarnos a sobrevivir.** A lo largo de los últimos años, mi paciente Vanesa había escuchado cientos, si no miles de veces: «Qué desconfiada eres». Nos dimos cuenta de que la desconfianza había empezado tras sentirse tremendamente traicionada por una amiga. Cuando conoció el mundo de las partes internas, descubrió que esa parte desconfiada solo quería protegerla de volver a conectar con alguien para después sentirse traicionada.

- **El centro, la esencia de nuestra persona, no son las partes, sino nuestra parte adulta.** Aunque a veces salgan partes que no se comportan de una forma que nos haga sentir orgullosas, nuestra parte adulta siempre está en nosotras. Es la voz compasiva que es capaz de decir: «Este aspecto de mí no me gusta, pero tampoco pasa nada, soy mucho más que eso», o que incluso nos permite reflexionar y pedir perdón cuando la cagamos.

- **Además, nuestro cerebro es plástico y lo podemos cambiar a cualquier edad.** Eso no quiere decir que los cambios sean fáciles ni rápidos. Pero sí que sabemos que nuestro cerebro puede mutar en cualquier momento de la vida. Ahora bien, es importante que sepas que a veces no podrás cambiar desde un primer momento algo que no te gusta. En ocasiones, vas a necesitar aceptar primero que esas partes que no te gustan están en ti y comprender qué función cumplen en tu vida. Por ejemplo, en el caso de Vanesa, para poder sanar su parte desconfiada, ha necesitado comprender para qué estaba conviviendo con ella. Cuando entendió lo que esa parte intentaba hacer, pudo empezar a ser sincera con ella misma y acompañarse a volver a acercarse a la gente con una mirada más confiada.

Ejercicio. ¿Qué cosas negativas te han hecho creer sobre ti? ¿Qué etiquetas te ponían cuando eras niña?

Si toda tú fueras un círculo completo, ¿cuánto de este se correspondería con esa parte de ti que no te gusta? Dibújala siguiendo el ejemplo.

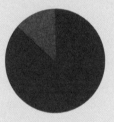

■ Otras partes
■ Mi parte enfadona

¿Para qué ha servido esa parte de ti que consideras negativa? ¿Qué función cumplía o sigue cumpliendo a veces? (Ejemplo: Mi mala leche me ha servido para que me vieran porque, si no, era difícil que me hicieran caso suficiente).

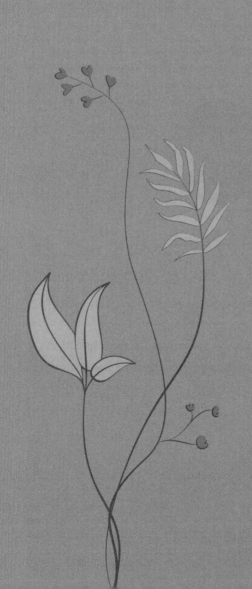

ALGUNAS CREENCIAS QUE PUEDEN HABER DEJADO EL TRAUMA

Cuando somos niñas, necesitamos a nuestros padres para sobrevivir. Para ello, nos esforzamos por mantener el vínculo a toda costa. Cuando nuestros padres no hacen bien algunas cosas, no somos capaces de pensar: «Quizá mis padres están haciendo algo mal» o «Puede ser que en esto se estén equivocando». Con el fin de seguir viendo con buenos ojos a nuestros padres y mantener la proximidad, asumimos que lo que dicen y hacen mal está bien y que el problema lo tenemos nosotras.

Además, cuando un padre le grita a su hija, ella no puede pensar: «Está muy frustrado y no sabe cómo expresar su rabia de una mejor forma» o «A él le chillaban un montón y por eso solo sabe hablar a gritos». A estos razonamientos se llega tras contemplar una gran variedad de factores que son muy complejos para seres tan chiquititos. Cuando somos pequeñas no podemos llegar a ellos. A veces ni siquiera podemos hacerlo cuando somos adultas. Lo que va a pensar esa niña cuando su padre le grita es «Hay algo malo en mí y por eso mi padre me grita todo el rato».

Por otra parte, las niñas tienen mucha facilidad para echarse la culpa. Esto ocurre porque durante nuestros primeros años de vida, creemos que todo gira en torno a nosotras. El egocentrismo es una característica de la niñez. Por ejemplo, yo, en consulta, muchas veces me he encontrado pacientes que creyeron que sus padres se habían divorciado por su culpa o porque ellas habían hecho algo malo.

CUANDO SOMOS NIÑAS:

- Vamos a creer, por supervivencia, que nosotras somos las malas y no que nuestros padres están haciendo algo erróneo.
- No somos capaces de llegar a razonamientos complejos para los que hay que tener en cuenta muchos factores distintos. Vamos a simplificar.
- Creemos que lo que ocurre tiene mucho que ver con nosotras; por ejemplo, podemos llegar a pensar que alguien ha muerto o que nuestros padres se han divorciado por nuestra culpa.

Creo que ahora puedes entender mejor por qué de adultas a veces tenemos creencias que parecen extremas e irracionales. A continuación voy a dejarte una pequeña lista de las más comunes. Estas no tienen por qué acompañarte todo el tiempo, ni tampoco de forma explícita. Son creencias que poseen solo algunas partes de ti. Concretamente las exiliadas, que son las que guardan la información del trauma.

Estas son algunas de las creencias más comunes que pueden guardar tus partes exiliadas y que pueden aparecer a veces en el presente:

- Soy inferior.
- Hay algo malo en mí.
- No hago nada bien.
- Todo el mundo me abandona.
- Nadie me va a querer.
- Tengo que hacerlo todo perfecto.
- Si no hago cosas, no soy válida.
- Tengo que hacer lo que otros esperan que haya para ser querida.

Consejos. Lo que puedes hacer con estas creencias, aparezcan de forma más explícita o menos, y con otras desagradables que surjan de tus partes heridas es lo siguiente:

- No les des peso. Como dice mi compañera Elizabeth en su libro *Hasta que te caigas bien*: «Tú no eres tus pensamientos involuntarios, sino la voz que los corrige». Recuerda que eres mucho más que esas partes que te dicen cosas feas.

- Muéstrate comprensiva contigo. Ya sabes que esos pensamientos se construyeron en momentos difíciles de tu vida. No necesitas echarte más culpas y cargas encima. Más bien necesitas acoger que hay partes de ti que están muy dolidas y que tienen razones para estarlo.

- No actúes en consecuencia a esas creencias. A lo que lees. Las creencias de por sí no tienen tanto peso. Se les da cuando actuamos acorde a ellas. Si, por ejemplo, piensas que eres inferior, puede ser que no te atrevas a hacer muchas cosas por miedo a demostrar que lo eres y que no se te da nada bien. Sin embargo, lo que acabas haciendo es demostrarte que no eres capaz de arriesgarte y esa creencia se acaba reforzando y haciéndose más fuerte.

- Haz aquello que te demuestre que tu creencia no es verdadera. Por ejemplo, si piensas que nadie te va a querer, lánzate a conocer personas que puedan aceptarte tal como eres y demuéstrate que eres digna y plena merecedora de amor.

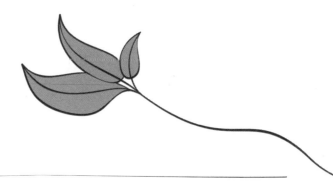

Ejercicio. ¿Cuál o cuáles de esas creencias crees que tienes cuando aparecen tus partes exiliadas? También pueden ser otras que hayas detectado en ti, aunque no se encuentren entre las que hemos nombrado.

Por ejemplo: «Nadie me va a querer».

¿Qué puedes decirte a ti misma que te ayude sin exigencias a quitarle peso a esa creencia?

Por ejemplo: «Es una creencia que aprendiste de niña y no se corresponde con la realidad».

¿Qué cosas dejas de hacer por asumir que esa creencia es verdad? ¿Qué cosas haces como consecuencia de darla por válida?

Por ejemplo: «No me descargo Tinder porque creo que no voy a gustar a nadie. Cuando voy con mis amigas, no participo si nos juntamos con gente desconocida».

¿Qué experiencias nuevas en tu vida podrían demostrarte lo contrario? ¿Por ejemplo que sí eres válida, que sí te quieren, que puedes decir que no y eso está bien?

Por ejemplo: «Me descargo Tinder y me doy la oportunidad».

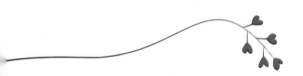

¿CÓMO ESTÁ MI SISTEMA NERVIOSO?

En el capítulo anterior, ya hablamos de que tu sistema nervioso puede reaccionar a las diferentes situaciones que se van dando. Ahora, para aprender a detectar y conocer en profundidad cómo se encuentra tu sistema nervioso en cada momento, necesito hablarte de un psiquiatra y neurocientífico estadounidense: Stephen Porges. Desarrolló la teoría polivagal mientras estudiaba el sistema nervioso autónomo.

Aunque esta teoría es bastante compleja, te voy a contar los cinco conceptos o conclusiones clave de forma sencilla. Debajo de cada una, te explico qué aplicaciones y aprendizajes podemos obtener de ellas.

1. Una de las cosas que descubrió Porges es que nuestro sistema nervioso autónomo tiene una habilidad que él mismo llamó «neurocepción». No es ni más ni menos que el proceso a través del cual nuestro sistema nervioso diferencia, sin que seamos conscientes de ello, si una situación o persona es o no peligrosa. Por ejemplo, necesitamos esta habilidad para darnos cuenta de si alguien a quien acabamos de conocer puede ser peligroso y dañarnos de alguna forma o, en cambio, si es beneficioso o simplemente inocuo para nosotras. Esto es algo que ha sido fundamental en nuestra historia como seres humanos para poder sobrevivir.

 Reflexión y aprendizaje. Esta es una prueba más de que nuestra mente y nuestras decisiones conscientes no siempre causan nuestro malestar. A veces, nuestro sistema nervioso detecta un peligro a través de esta habilidad llamada neurocepción y nos envía señales para que nos sintamos amenazadas, inseguras... Aunque la mente no haya intermediado palabra y aunque no sepamos qué sucede.

2. Nuestra neurocepción está sesgada por el trauma que cargamos y lo que ocurrió en el pasado. Por ejemplo, si a menudo te has sentido excluida en grupos en los que has participado o estado, puede que para ti suponga una amenaza la mera presencia de un grupo o tomar parte en él. Porque el cuerpo recuerda lo que ha sido dañino o peligroso en el pasado.

 Reflexión y aprendizaje. Percibir que algo es peligroso o que, por ejemplo, nos produzca ansiedad y nerviosismo, no quiere decir que sea una situación peligrosa de manera objetiva. Es importante detectar qué cosas dejamos de hacer porque nuestro sistema nervioso reacciona con miedo cuando, en realidad, lo que ocurre es que esa situación nos causó daño en el pasado, pero no tiene por qué volver a causarlo en el presente.

3. El autor de la teoría polivagal también descubrió que hay partes (zonas del sistema nervioso autónomo, fisiológicamente hablando) que se encargan de producir los estados de lucha, huida y congelación.

 Reflexión y aprendizaje. Esto ha supuesto un descubrimiento tremendo en el mundo del trauma. Porque abre la puerta a investigar qué cambios fisiológicos se producen para que nuestro cuerpo reaccione de una determinada forma a lo que ocurre. También abre la puerta a revertir esos cambios negativos.

4. Porges añadió y le dio muchísimo peso a un cuarto estado del sistema nervioso: el estado de la calma y la seguridad. Es el que se produce cuando, a través de nuestra neurocepción, nos damos

cuenta de que no hay peligro y no detectamos ninguna amenaza. Por supuesto, también asoció este estado a una zona del sistema nervioso autónomo.

 Reflexión y aprendizaje. Muchas psicólogas hemos aprendido, gracias a la teoría polivagal, lo importante que es regular nuestro propio sistema nervioso (cosa que, por ejemplo, podemos hacer a través de la respiración) cuando queremos que la persona que está en sesión con nosotras también se regule. Cuando nos rodeamos de gente, todas las personas estamos mostrando a las demás cómo está nuestro sistema nervioso. Si transmitimos seguridad, el sistema nervioso de quien tenemos al lado podrá sentirse seguro.

5. Cómo nos sentimos depende del estado en el que se encuentra nuestro sistema nervioso. Por ejemplo, si este está hiperactivado porque ha detectado una amenaza, entonces nos sentiremos con ansiedad, nerviosas, asustadas, agobiadas... Para verlo de forma más clara, echa un vistazo al gráfico que te comparto aquí abajo.

HIPERACTIVACIÓN (LUCHA O HUIDA)
Me siento en lucha: enfadada, irritada, frustada, competitiva.
Me siento en huida: preocupada, con miedo, ansiosa.

ACTIVACIÓN ÓPTIMA: CONEXIÓN SOCIAL Y SEGURIDAD
Me siento presente, en calma, curiosa, abierta,
empática, en paz...

HIPOACTIVACIÓN
Me siento disociada, deprimida, sin energía, desesperanzada,
en piloto automático, avergonzada.

Reflexión y aprendizaje. Para poder detectar cómo está tu sistema nervioso en cada momento, puedes echar mano de lo que estás sintiendo. Cómo te sientes te dará pistas para detectar en qué estado se encuentra tu sistema nervioso y eso te ayudará a saber qué necesitas hacer para regularlo. Por lo general, si está muy activado, entonces necesitarás darle calma y quietud. Si se halla con muy baja activación, entonces necesitarás acción y movimiento. Además de eso, hay ejercicios concretos que te ayudarán a llevar tu sistema nervioso, en el día a día, al estado de calma y seguridad. Pero de eso hablaremos en el siguiente capítulo.

Ejercicio. Diario del estado de mi sistema nervioso
Escoge una libreta y ponle el nombre que tú quieras, por ejemplo, el título de este ejercicio. Registra cada día estas dos preguntas. Trata de estar atenta durante la jornada para después poder anotar la información.

¿Qué estados he podido reconocer en mí misma hoy? (Recuerda que son: lucha, huida, congelación o seguridad/conexión).
Por ejemplo: «He reconocido la huida, porque he sentido miedo a reunirme con mi jefe; y por la tarde he reconocido la conexión social y la seguridad cuando he estado con mi amiga».
¿Puedo recordar cómo he pasado de un estado a otro? Es decir, ¿qué ha ocurrido para dejar de sentirme activada, enfadada, irritable... y sentirme presente y calmada?
Por ejemplo: «Me he sentido en huida y con miedo porque mi jefe me impone y, de alguna forma, supone una amenaza para mí. Pero después he podido descansar un rato y ya me he sentido más conectada. Cuando he estado con mi amiga toda la tarde, seguía en estado de conexión y seguridad».

LAS PARTES PROTECTORAS: CÓMO SOBREVIVÍ AL TRAUMA

En nuestro mundo interno, existen partes que se encargan de tapar, enterrar y evitar que salga el dolor de nuestras partes exiliadas; son las partes protectoras. En el capítulo anterior, te las he presentado, pero ahora toca conocerlas en profundidad.

Según Richard C. Schwartz, existen dos tipos de partes protectoras:

- **Los directivos o «mánagers».** Controlan el mundo exterior para que no surja ningún disparador y mantienen a los exiliados a raya. Hacen una labor preventiva: evitan que ocurran nuevos traumas y que salgan a la luz los que ya hay.
- **Los bomberos.** Son las partes que apagan las llamas cuando el incendio ya está en marcha. Aparecen para acallar las partes exiliadas cuando ya han salido y para impedir que otras partes exiliadas también se activen.

Como esto puede resultar un poco abstracto, vamos a ver cuáles son las partes protectoras más comunes y cómo funcionan en la vida real.

- **Partes críticas o autoexigentes.** Estas partes te protegen, consiguen que tengas una buena idea de ti misma y evitan que te decepciones o experimentes sensaciones desagradables relacionadas con un mal desempeño. Recuerdo a una paciente que un día me contaba que se decía a sí misma: «Joder, Laura, espabila. Ha sonado la maldita alarma. Tienes que ponerte a hacer algo». Me confesaba que, si no se ponía, suspendía y entonces sus padres nunca se iban a sentir orgullosos de ella.

Efectivamente, Laura venía de una familia en la que nunca se había sentido vista ni querida ni valorada. Su parte autoexigente era bastante desagradable con ella, sí. Pero era la forma que había encontrado de mantenerse al pie del cañón, de sacar notazas en la carrera y así lograr el amor de sus padres. Con el tiempo, en psicoterapia, aprendió que ese amor podía venir de ella misma y de otras personas. Además, como adulta, ya no tenía sentido seguir buscando la aceptación de sus progenitores.

- **Partes enfadadas.** Algunas personas aprenden que la única forma de que las vean y les den lo que necesitan es a través del enfado. Las partes enfadadas muchas veces existen porque son una forma de decir: «Estoy aquí, mírame». Existen para evitar el dolor que supone la indiferencia, sobre todo la emocional. Esta se da cuando tienes unos padres que te ven con los ojos, y saben que estás ahí, pero que no conectan contigo para entender lo que te duele y cómo te sientes en cada momento. Las partes enfadadas a veces también se convierten en un modo de decirle a otra persona: «Esto sigue doliendo».

- **Partes compulsivas o adictas.** Me da mucha pena la mala concepción que hay de las personas que tienen adicciones. A veces se piensa que son incapaces de manejar sus vidas o que no tienen dos dedos de frente, como suele decirse. Sin embargo, la adicción no es más que otra forma de sobrevivir al dolor. Las partes adictas utilizan la compulsión para mantenerlo a raya.

¿Qué es una compulsión? En psicología, es cualquier tipo de acto que hace una persona de forma mayoritariamente impulsiva para controlar su ansiedad o su malestar. Funciona así:

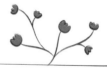

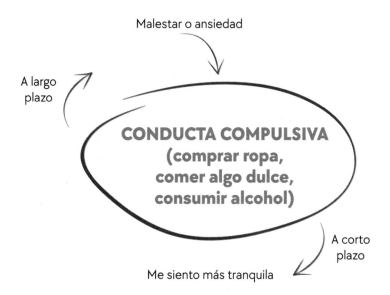

Malestar o ansiedad

A largo plazo

CONDUCTA COMPULSIVA
(comprar ropa,
comer algo dulce,
consumir alcohol)

A corto plazo

Me siento más tranquila

A corto plazo, al ceder a la compulsión (por ejemplo, comprarme ropa), se produce lo que llamamos un refuerzo negativo: la ansiedad y el malestar desaparecen de manera momentánea. Sin embargo, a largo plazo, el malestar y la ansiedad se hacen más grandes porque las compulsiones acaban trayendo consecuencias negativas (por ejemplo, tener cada vez menos dinero). Eso hace que algunas personas se queden atrapadas en un círculo vicioso. Cuanto mayor sea el malestar, mayor serán las compulsiones y peores las consecuencias.

- **Partes narcisistas.** Antes te decía que una autoestima sana no es ponerse a una misma por las nubes, y que eso tiene que ver más con el narcisismo. Las partes narcisistas, al igual que el resto de las partes protectoras, surgen como forma de compensar y de acallar a las partes exiliadas. Cuando hay una parte que en el fondo dice: «No eres suficiente», surge otra narcisista para compensarlo. Aunque el narcisismo tiene muy mala fama, tal y como yo lo veo, no existen las personas narcisistas. Existen las personas que, debido a que tienen muchísimas partes exiliadas, han tenido que desarrollar partes narcisistas demasiado fuertes que han acabado incluso dirigiendo sus vidas.

- **Partes complacientes.** Son esas partes internas que se encargan de cuidar que la gente se sienta cómoda contigo para así evitar que te abandonen o te rechacen. Por lo general, detrás suele haber partes exiliadas que creen que, si no hacen mucho por los demás, no son dignas de amor o estos no les harán caso. A veces cuidamos porque nos vemos arrastradas por estas partes complacientes y nos decepcionamos cuando los demás no nos devuelven el favor.

- **Partes desconfiadas.** ¿Alguna vez te has topado con alguien que te ha dicho: «Yo es que ya no me fío de nadie»? Incluso puede que ese alguien seas tú. Ahí está al habla una parte desconfiada. Las partes desconfiadas surgen para protegernos de las traiciones cuando nuestras partes exiliadas creen que el mundo y las personas son peligrosos y pueden hacernos daño.

- **Partes negativas o desesperanzadas.** Estas partes son las que dicen: «No puedo hacer nada para estar mejor, yo no tengo solución», e incluso las que plantean el suicidio como una posible solución. Son partes que están desgastadas y creen que la única forma de terminar con el sufrimiento es darse por vencidas e incluso morir. Aun las partes que parecen más oscuras y que más miedo nos dan tienen buenas intenciones. Desean ayudarnos a dejar de sufrir.

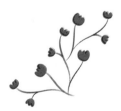

Ejercicio. ¿Qué partes protectoras has detectado que existen dentro de ti?

Por ejemplo: «He detectado una parte complaciente y una parte desconfiada».

¿Qué intención crees que tienen esas partes protectoras?

Por ejemplo: «Creo que la parte complaciente me ayuda a no perder a la gente importante para mí, aunque a veces se pase. La parte desconfiada evita que me hagan lo que hizo mi anterior pareja».

En conclusión: conocer tu pasado es un paso imprescindible para sanarlo.

Espero que este capítulo te haya ayudado a ganar autoconocimiento y que ahora conozcas mejor qué experiencias te ha tocado vivir, qué consecuencias ha podido tener eso, qué creencias sigues arrastrando y qué partes habitan en ti.

El terreno del trauma es un terreno fangoso. Leer sobre este puede hacer que algunos exiliados se despierten y que tú sola no sepas qué hacer con eso. Así que, si te ha ocurrido y ahora tienes un malestar que no sabes cómo gestionar, pide ayuda. No tengas reparo en hacerlo.

Aun así, tengo que decirte que mi intención con este capítulo no ha sido otra que establecer una conciencia que creo que necesitamos, como personas a título individual y como sociedad a título general. Espero haberte despertado más curiosidad y compasión por ti misma.

En cualquier caso, en el próximo capítulo, vamos a aprender a llevar esa curiosidad y esa compasión mucho más lejos. Te voy a coger de la mano en la distancia y te llevaré conmigo a aprender sobre todas las cosas que desde hoy mismo puedes poner en práctica para mejorar tu vida. Porque seas quien seas y sea cual sea tu historia, puedes hacerlo.

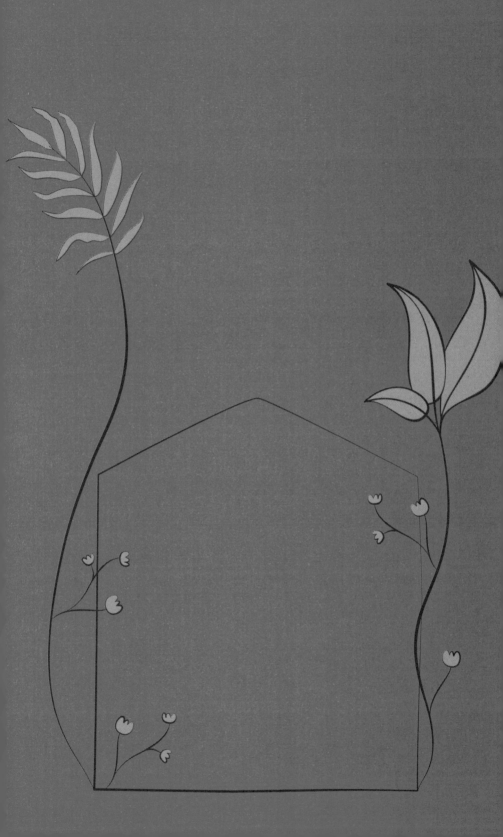

SIGUIENDO EL VIAJE POR EL PRESENTE: ¿QUÉ PUEDO HACER POR MÍ AHORA?

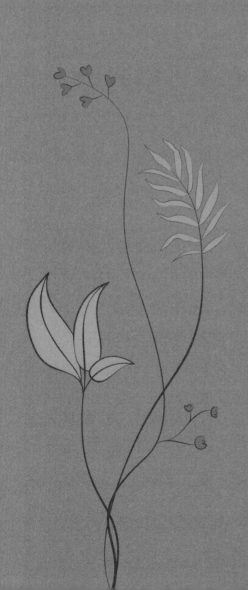

EMPEZAMOS A CAMBIAR YA CON LO QUE HAY

En el primer capítulo, te he contado lo que necesitabas saber para empezar este viaje. Preparamos bien el equipaje.

En el segundo, hemos hablado del pasado. Si no entiendo de dónde vengo, es difícil que sepa a dónde quiero comprar el billete.

Ahora, vamos con la parte que más me gusta: cómo llegar al destino al que deseo llegar. Es decir, cómo empiezo a tratarme bien. Cómo empiezo a sentirme mejor. Cómo empiezo a construir una vida auténtica y coherente con quien soy. Siendo realistas, partes desde donde partes. No te voy a decir eso de «Si quieres, puedes», porque no sé cuáles son tus circunstancias ni hasta dónde puedes llegar. No sé qué pinturas te han tocado para poder pintar el cuadro de tu vida. Lo que sí te voy a decir es esto: coge tus pinturas y pinta algo que sea lo más coherente y bello que puedas pintar. No el mejor cuadro del mundo, no. El mejor que tú puedas pintar con las pinturas que te han tocado y las capacidades y circunstancias que tienes hoy. Pero antes de hacer esto, vas a tener que dejar a un lado dos cosas:

1. La expectativa de lo que «tiene», «tendría» o «debería» ser.

   No deberías nada. No tendrías que ser de ninguna forma determinada. No tendrías que haber estudiado más ni deberías tener un trabajo estable y asegurado. Tampoco tienes que ser la novia perfecta. Ni la amiga perfecta. Ni la madre perfecta. Esa idea solo te va a alejar de quien eres en realidad, de tu *self*. Aunque no te lo había dicho así hasta ahora, alejarte de quien eres en realidad es lo que provoca que los síntomas aparezcan y te sientas triste, cansada y ansiosa.

2. La idea de que ya no puedes hacer nada para cambiar tu vida, porque tienes determinada edad o porque has vivido siempre así y ya no hay nada que hacer.

Como te he dicho en el capítulo anterior, el cerebro es plástico. Es un hecho probado que podemos cambiar. Sí, a cualquier edad. Hasta con ochenta años. Sé que a veces es difícil verlo y no tienes por qué presionarte para hacerlo. Pero puedes confiar en mí cuando te digo que, aunque hayas vivido un montón de situaciones difíciles, aunque te hayan tocado pocas pinturas y estén desgastadas, sigues pudiendo pintar un montón de cuadros diferentes. ¿Te suena la frase «Es que yo soy así»? Pues se trata de un mecanismo de supervivencia. Es miedo. Una protección. Nos permite quedarnos donde estamos y no ponernos de ninguna manera en riesgo. Pero estar donde estás quizá ya no te sirve, aunque eso solo lo sabes tú. Así que, con cuidado y amabilidad, vamos a movernos.

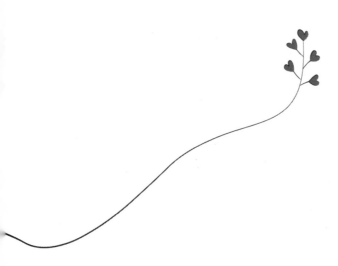

EL ARTE DE CUIDARME Y TRATARME BIEN: LA AUTOCOMPASIÓN

Cuando hablábamos de mitos acerca de la autoestima, te decía que la autoestima no es algo que permanezca estable: no podemos sentirnos bien con nosotras mismas absolutamente siempre. Todo es temporal en la vida y esto no será diferente. Por eso resulta tan importante esto que te voy a contar ahora.

¿Qué me queda cuando el mundo se me hace bola?

¿Qué me queda cuando me miro en el espejo y me veo fatal porque estoy premenstrual?

¿Qué me queda cuando le he hecho daño a alguien y me estoy sintiendo mala persona?

¿Qué me queda cuando me critico duramente por no hacer deporte, aunque esté aprendiendo a ser más flexible conmigo?

Lo que siempre queda es la autocompasión. **La autocompasión, a diferencia de la buena autoestima, es un recurso hipervalioso que está siempre disponible, de una forma u otra.** La autocompasión NO es sentir pena por una misma y decir: «Fíjate, qué pobrecita soy, qué mal me trato». La autocompasión es mirarte con cariño, como persona responsable de tus acciones que eres y tratarte lo mejor que puedas. Es ser amable contigo misma y compresiva, tal como lo serías con una amiga en un momento en el que te necesita.

Estos son los tres componentes fundamentales que tiene la autocompasión:

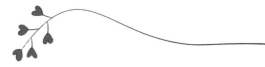

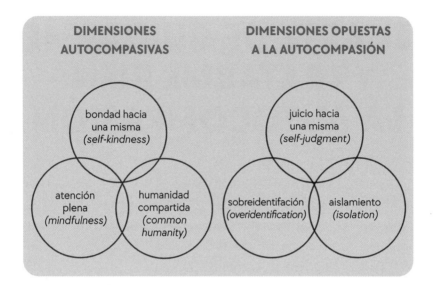

DIMENSIONES AUTOCOMPASIVAS

- bondad hacia una misma *(self-kindness)*
- atención plena *(mindfulness)*
- humanidad compartida *(common humanity)*

DIMENSIONES OPUESTAS A LA AUTOCOMPASIÓN

- juicio hacia una misma *(self-judgment)*
- sobreidentifación *(overidentification)*
- aislamiento *(isolation)*

1. Para ser autocompasiva, primero de todo tendrás que practicar el componente *mindfulness*. En este caso implica poder observar la experiencia que estás teniendo, sea cual sea, con la mente abierta. Es decir, siendo capaz de estar presente con todo lo que está pasando sin rechazar nada, ni siquiera lo doloroso o incómodo. Por ejemplo, si te has pillado juzgándote duramente por no haber ido esta semana al gimnasio, esta parte de la autocompasión sería poder verlo y reconocerlo. Decirte: «Me estoy juzgando duramente», «Me siento culpable», «Tengo un nudo en el pecho».

2. Además, para ejercitar la autocompasión, tendrás que practicar la **bondad hacia ti misma**. Ya sabes que ser optimista en exceso no sirve demasiado ni es realista. Tendrás que proporcionarte una amabilidad ajustada y que tú misma recibas bien. En el ejemplo que te comentaba, el *mindfulness* sería algo útil, así como decirse a una misma: «Me juzgo porque no sé hacerlo de otra forma todavía», «Estoy aprendiendo a ser constante y está bien ir a mi ritmo» o «Voy a ofrecerme un ratito de lectura que sé que eso me sienta bien».

3. El tercer componente es mi favorito: la **humanidad compartida**. ¿Te ha ocurrido eso de creer que eres la única que está pasándolo mal? ¿Te ha sucedido que cuando estás pasando una mala racha te sientes sola porque parece que eres la que peor está? Bueno, pues eso es justo lo contrario a la humanidad compartida. La humanidad compartida es practicar el verte como parte del mundo y, por tanto, como humana que experimenta lo mismo que el resto de los seres humanos. Reconocer que, aunque estés sufriendo, no eres la única persona que sufre. Ni la que más. Recordarte que a todas nos duelen las mismas cosas. Que hay muchas personas en muchos lugares del mundo experimentando algo similar.

4. Aunque la autocompasión es una de las características intrínsecas de nuestro *self*, a veces necesitamos hacer un pequeño esfuerzo para acceder a esa habilidad. Por eso tienes a continuación un ejercicio que te ayudará a poner en práctica el tratarte con amabilidad para cualquier momento en el que lo puedas necesitar. Cuanto más practiques, más probable es que te empiece a salir de manera automática. Las cosas se automatizan por repetición.

5. Es importante que tengas en cuenta que la autocompasión también se puede y se debe ejercer con tus partes internas. **Tus partes exiliadas necesitan ser comprendidas y tratadas bien, porque justamente son partes que han sufrido mucho por no haber recibido ese apoyo, cariño y comprensión que en su día necesitaste. Tus partes protectoras requieren el reconocimiento de haberte ayudado a sobrevivir. Acuérdate también de darles el reconocimiento que se merecen.**

Ahora sí..., vamos a practicar.

Ejercicio. Escoge una situación (que no sea muy dura, más bien intermedia) que estés experimentando en tu vida y que te esté trayendo algún tipo de sufrimiento. Escríbela abajo.

Por ejemplo: «Tengo un conflicto con mi hermana que no sé cómo solucionar».

Practica el componente de *mindfulness*: ¿cómo es para ti experimentar eso? ¿Cómo es en la mente, las emociones y el cuerpo?

Por ejemplo: «Me siento triste, me da miedo que nuestra relación empeore. Pienso que no soy una buena hermana, que me equivoco cuando saco mi parte enfadada. Me duele un poco la cabeza al pensar en esto».

Practica el componente de amabilidad: ¿cómo podrías ser amable contigo ahora? Puede venirte muy bien pensar qué le dirías a una buena amiga en una situación similar.

Por ejemplo: «He hecho muchas cosas por mi hermana y esa vez simplemente le dije lo que pensaba. Puedo rectificar lo que hice mal. Quizá un paseo me venga bien para dejar de darle tantas vueltas».

Practica el componente de humanidad compartida: ¿qué puedes decirte o hacer para sentir que no estás sola en esta situación?

Por ejemplo: «Seguro que hay muchas personas que están viviendo lo mismo que yo».

AUTOCUIDADO

Me gustaría que habláramos del autocuidado, pero no entendido como una lista infinita de cosas que tienes que hacer para cuidarte. Las obligaciones y las exigencias no suelen ser muy amigas del cuidado real. Quiero que hablemos de cómo puedes cuidarte en la vida real, la cual no es lineal y a veces tiene tropiezos. Para ello primero te contaré una pequeñita historia. Esta vez sobre mí.

En 2020, justo después de la pandemia, empecé a hacer deporte. Había ido algún día contado de mi vida al gimnasio, había hecho alguna ruta esporádica por la montaña y poco más. En la pandemia, me sobraba tiempo y empecé a trastear. Hacía yoga quince minutos al día y luego me apunté a CrossFit. Le cogí el gustillo al deporte y también caminaba casi una hora al día, normalmente por la montaña. En agosto, me fui de viaje y, a la vuelta, lo dejé. Estuve cuatro meses sin hacer deporte y volví, esta vez a otro CrossFit. En este box, aparte de faltar lo que no está en los escritos, me sentía superpequeñita. Nunca se me ha dado especialmente bien el deporte y las comparaciones en mi cabeza eran constantes. Lo dejé también.

Volví seis meses después. Me apunté de nuevo, esta vez a otro box diferente. Lo volví a dejar. Hoy en día, estoy volviendo a entrenar, pero esta vez de otra forma, guiada por mi primo, que me trata superbién. Me apunté a bachata y es una actividad que disfruto un montón. Mi práctica deportiva de estas dos actividades no es constante porque entremedias he tenido un problema en el estómago y algún que otro altibajo. No sé qué pasará en el futuro. Lo que sí sé es que el autocuidado no es hacer deporte tres veces a la semana como un robot. El autocuidado a veces se ve como esta historia que te he contado. Unas veces arriba y otras abajo. En definitiva, la moraleja de esto es que construir un hábito no tiene por qué ser una progresión lineal como tal. Por eso, hasta conseguirlo, tendrás que:

- Intentarlo.
- Probablemente abandonar. En este caso, tendrás que intentarlo de nuevo.
- Buscar la forma de que sea más agradable para ti; si no es agradable de alguna forma, va a ser difícil que seas constante.
- Ir adaptándote como buenamente puedas a lo que la vida te va trayendo, esto puede ser desde una enfermedad hasta una ruptura de pareja.
- En definitiva, haz lo que puedas con lo que tienes e intenta tratarte con amabilidad por el camino.

He querido ponerte este ejemplo porque el deporte suele ser una buena forma de cuidarnos. Ya que autocuidado es, por definición, todo lo que puedas hacer para mejorar tu salud global. Pero como se puede aplicar a muchas áreas diferentes de nuestra vida, vamos a hacer un repaso para ver cuáles podrían ser las principales y qué cosas puedes hacer para cuidarte. Pero, por favor, ten siempre en cuenta lo que acabamos de comentar. Recuerda que lo que te voy a dar en la siguiente tabla no son más que ideas y que nadie sabe mejor que tú qué te puede ayudar a ti. Así que, antes de leer cada ejemplo, pregúntate: «¿Qué necesito hacer yo ahora para cuidarme en este plano?». Aprovecha las ideas que te doy para aplicarlas de la forma que se ajusten a ti.

Antes de enseñarte esa lista de ideas que te he prometido, me gustaría aclarar algo. El autocuidado no es lo que te apetece hacer en un momento dado. Bueno, oye, a veces sí. Tampoco es darte un masaje o un baño con burbujas. **El autocuidado no tiene que ver con dejarnos llevar por lo que nos da placer momentáneo, porque muchas veces eso no será lo que necesitemos ni lo que nos llene de verdad.** En muchas ocasiones, para darnos lo que necesitamos, tendremos que esforzarnos y tomar decisiones que no nos apetecen, pero que sabemos que son buenas para nosotras.

El autocuidado es lo que necesitas hacer para poder sentirte globalmente mejor. A veces, será tumbarte en el sofá porque te apetece y porque no vas a dejar que tu parte autoexigente tome el mando. Otras será salir a correr porque tu cuerpo necesita movimiento y, en ese momento, cuidarte es dárselo.

Ahora sí, te comparto una tabla con algunos ejemplos y tipologías de autocuidado que puedes incorporar desde este preciso instante en diferentes áreas de tu vida.

AUTOCUIDADO EMOCIONAL	AUTOCUIDADO FÍSICO
¿Qué necesito hacer para cuidar mis emociones?	¿Qué necesito hacer para cuidar mi cuerpo y mi sistema nervioso?
Ejemplos: «Me siento triste y me permito sentirme como me siento». «Hablo con mi amiga que me escucha cuando me siento culpable». «Escribo tres pequeñas cosas que agradezco en mi diario para cultivar el agradecimiento».	«Estoy un poco agarrotada hoy, así que subo por las escaleras en vez de por el ascensor». «Intento ir al gimnasio dos veces a la semana porque me pone de buen humor». «Como una fruta al día. Así mi tránsito intestinal funciona mucho mejor».

AUTOCUIDADO ESPIRITUAL	AUTOCUIDADO SOCIAL
¿Qué necesito para cuidar mi parte más emocional?	¿Qué puedo hacer para cuidar mi red afectiva y mi parte más social?
«Voy a la naturaleza porque me ayuda a sentirme conectada». «Invito yo a esta cena porque me siento agradecida por lo que tengo y me es abundante y quiero compartirlo». «Pongo una vela de lavanda al lado de la foto de mi abuela que falleció. Me ayuda a conectar con que hay algo más».	«Voy a socializar hoy porque quiero cuidar mis vínculos». «Me apunto a cerámica y así conoceré a más gente, me hace falta». «Le digo que no voy a ir porque lo he pensado bien y no quiero ir forzada».

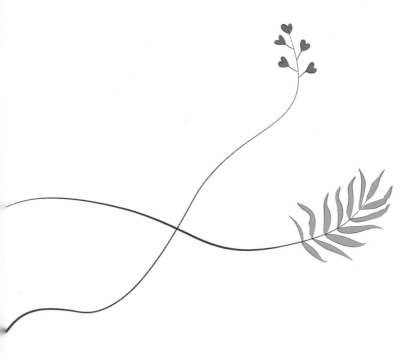

LÍMITES

La última frase que ves en la tabla, «le digo que no voy porque no quiero ir forzada», es un ejemplo de poner límites. No sé si alguna vez habrás escuchado hablar de ellos. Si es la primera vez, me alegro de que puedas empezar a conocerlos, y si, efectivamente, los conoces, me alegro de todos modos de poder profundizar un poco más en ellos. ¿Por qué son importantes los límites? Porque, aunque repares tus heridas de la infancia y te trates con toda la autocompasión del mundo, tu vida no va a empezar a cambiar hasta que no comiences a utilizarlos.

Los límites son las reglas del juego que estableces para sentirte segura y mantener cuidada tu salud física y mental. Son prácticas que te permiten protegerte y cuidarte, al mismo tiempo que proteges y cuidas tus relaciones con los demás.

Estos, para que me entiendas, son ejemplos de límites:
- Prefiero no hablar de este tema.
- Esta vez no me podré quedar con tu hijo.
- No quiero que toques mi planta.
- Necesito que dejes de hacer ruido.

Por si todavía tienes dudas de para qué sirve poner límites, déjame continuar. Creo que puedes sorprenderte.

- **Los límites construyen relaciones sanas.**

Cuando pones un límite a otra persona, en ocasiones, le dices a las claras qué puede hacer o qué no en su interacción contigo. Por ejemplo, poner un límite sería decir: «No me llames más a estas horas, por favor». Esto es, le das a la otra persona un margen de actuación que es precisamente lo que permite que vuestra relación sea segura y sana. No marcar el límite y no pedirle a tu cliente que no te llame fuera de horario te acabaría quemando y seguramente eso empeoraría tu relación con esa persona. Además, no le estarías dando la oportunidad de conocer cuáles son tus preferencias y cómo eres. Y quizá con un cliente no parezca algo importante, pero ¿y lo satisfactorio que es dejar que una amiga o una pareja te conozcan del todo?

- **Los límites proporcionan seguridad y libertad de exploración.**
Algunas personas creen que los límites son un enemigo de la libertad porque piensan que esta es poder hacer cualquier cosa. Pero la libertad tiene mucho más que ver con poder sentirme segura y tranquila con las decisiones que tomo. Además, proporciona al resto unas reglas que también pueden hacerles sentirse en calma con ellos mismos y en su relación conmigo.

Por ejemplo, imagina que yo le he dicho a mi amiga que no quiero que llegue tarde, pues me parece un gesto algo egoísta, y como máximo la esperaré diez minutos. Sin embargo, si un día decido marcharme al minuto once de espera, me iré mucho más tranquila sabiendo que es algo que está alineado con mis principios. Además, aunque lo haya olvidado, mi amiga ya conoce esta regla porque me encargué de hacérsela saber.

- **Poner límites me ayuda a cuidar de mi salud física, mental y emocional.**
Una de mis pacientes, Elena, vino a consulta porque se sentía mal sin razón aparente. Elena llevaba una vida normal: trabajaba, vivía en casa de sus padres y tenía una relación sentimental. Cuando exploramos a fondo esas áreas de su vida, descubrimos que Elena mantenía y alimentaba un montón de cosas sin ningún tipo de límite. Por ejemplo, había aceptado tener una relación de pareja abierta cuando eso, en sus propias palabras, no era para ella. Quedaba con una supuesta amiga con la que ya no sentía *feeling* porque no sabía cómo decirle que no. Además, tenía un

jefe que cada día le pedía más y más y eso se reflejaba en echar cada vez más horas de trabajo.

Si no ponemos límites a situaciones concretas, cuando nos damos cuenta, nos ha pasado como a Elena. Nos hemos metido en una espiral de vida que no es la que queremos ni la que necesitamos.

Elena necesitaba decirle a su pareja: «Yo no quiero seguir con este tipo de relación, vamos a ver otras opciones». Necesitaba hablar con esa amiga y comentarle: «Mira, ahora mismo no puedo verte todas las semanas, no tengo energía para eso». Y necesitaba pararle los pies a su jefe, posiblemente con un «Yo me voy a las seis cuando acabe mi jornada, no puedo hacer más horas».

Seguramente estarás pensando: «Bfff, ¿y las consecuencias? ¿Y si el jefe le dice a Elena que está despedida? ¿Y si su amiga no le vuelve a hablar nunca más?». Mi respuesta a esto es «Revisa, en tu caso, qué te compensa más». Yo no sé cuáles son tus circunstancias. Elena, por ejemplo, tenía una carrera profesional prometedora y podía irse de esa empresa y encontrar otro trabajo enseguida. No sé si tu caso es ese. Sea como sea, los límites son incómodos. Y muchas veces tienen consecuencias. Pero eso no quiere decir que vayamos a estar sufriendo cada vez que tengamos que poner un límite o tomar una decisión. Al principio, parecerá más difícil. ¿O acaso no parecía más difícil conducir el primer día que cogiste un coche? Después, con la exposición, te darás cuenta de que poner límites merece la pena, aunque a veces pueda resultar incómodo. Si el límite que has puesto de verdad es coherente contigo y con lo que necesitas, eso te llevará a tener una vida mejor y una mayor fortaleza con la que podrás afrontar mucho mejor lo que sea que venga.

- **Los límites a una misma también son necesarios.**
Ponernos límites a nosotras mismas tiene que ver con guiarnos y darnos un marco de actuación. Esto sirve sobre todo para no

caer en ser demasiado exigentes con nosotras mismas ni tampoco excesivamente indulgentes. Nos ayuda a encontrar un equilibrio gracias a que nos guiamos mejor a nosotras mismas.

Por ejemplo, si eres una persona que tiene partes perfeccionistas y autoexigentes bastante presentes, es posible que tengas que ponerte límites para no llevarte al extremo en el deporte o en el trabajo. Quizá tengas que decirte a ti misma: «Mi jornada tiene que acabar a las seis». De esta forma estás limitando tus comportamientos y haciendo que sean más sanos. Si no te pones ese límite, estarías currando hasta las nueve o las diez o incluso más, y eso no sería bueno para tu vida. También puede ocurrir al revés. Si tienes una parte indulgente o una parte disfrutona a la que le gusta mucho el placer inmediato, igual tienes que decir: «Hoy, en lugar de divagar en redes sociales mientras me duermo, voy a ponerme una meditación». De esta forma, conseguimos empujarnos con cariño a hacer lo que sabemos que es bueno para nosotras.

¿CÓMO SE PONEN LOS LÍMITES?

La idea al poner límites es poder expresar nuestras preferencias. Lo ideal es hacerlo de forma asertiva. Eso quiere decir que no lo haremos desde un tono agresivo («¡Que te he dicho que...!») ni tampoco de forma muy pasiva («Oye, creo que igual estaría bien, si no te importa...»).

Aquí van tres pasos para poner límites de forma asertiva:

- **Agradece o muestra cariño (esto segundo en caso de que te nazca).**
  «Gracias por invitarme...».
  «Me encanta que hayas confiado en mí...».
  «Esa peli está muy bien...».

- **Expresa la diferencia, el no o tu preferencia.**

    «Pero no me viene bien ir».

    «Sin embargo, no puedo hacerte ese favor».

    «Pero a mí me gustan más las pelis de ciencia ficción».

- **Atraviesa el malestar y la culpa que puede generarte haber puesto el límite.**

    La mayoría hemos aprendido a ser complacientes y caer bien. No estamos acostumbradas a expresar nuestras necesidades ni mucho menos a decir que no. Es natural si te encuentras con que después de poner un límite no te sientes bien contigo misma. Es lo esperable. Acoge lo que sientes y practica contigo la autocompasión de la que ya hemos hablado. La repetición hará que cada vez sea más fácil y, con el tiempo, agradecerás haber construido una vida que no solo respete los intereses de los demás, sino también los tuyos.

- **Otras prácticas para mejorar la autoestima.**

    Ponerte límites y tratarte con cariño son cosas que van a ayudarte a fortalecer tu autoestima y que tu *self* pueda ocupar lugar. Sin embargo, no hay una práctica concreta que yo pueda recomendarte y que sea infalible. Así que vamos a hacer una cosa. Yo te voy a contar qué prácticas pueden cambiar la estructura de tu vida y cómo te sientes con la misma, pero tú tendrás que ver cuáles son de verdad para ti y cuáles no. Incluso igual te toca practicar y probar para comprobar cuáles te dan buenos resultados.

    Por ejemplo, muchas necesitamos aprender a darnos un ratito semanal o diario a nosotras mismas porque acostumbramos a estar todo el rato para otras personas o con gente. Pero quizá, en tu caso, en vez de esto, lo que ocurre es que precisamente necesitas más ratos con gente. Así que te recomiendo leer cada una de las prácticas que te propongo a continuación y realizar solo aquellas que creas que pueden ayudarte.

PRÁCTICAS DE AUTOESTIMA

- **Práctica 1. Aprendo a pedir espacio y me lo guardo para mí.**
Lo dicho. Si dejas que otras personas te coman todo el espacio de tu vida, si estás ahogada con eventos, tareas o con tener que cuidar de otras personas..., estaría bien buscar la forma de hacer algo contigo y para ti. No hace falta que sean grandes cosas ni que duren días enteros. Quizá puedes empezar viendo una peli de esas que ya has visto muchas veces, pero que te hace sentir en casa. O tal vez diez minutos para hacerte las uñas o cinco para estirar la espalda ya pueden marcar la diferencia.

- **Práctica 2. Me pregunto cómo estoy, me paro a sentir el cuerpo.**
Esto está relacionado con el componente *mindfulness* de la autocompasión. Tener ese momento de observar tu cuerpo tiene efectos superbeneficiosos en tu cerebro. De momento, lo dejamos aquí, que luego te contaré más sobre eso.

- **Práctica 3. Hablo de momentos difíciles de mi pasado.**
¿Cuándo fue la última vez que te abriste de verdad con todo el corazón a alguien? ¿Cuándo fue la última vez que te mostraste vulnerable? Enseñar nuestras partes más traumatizadas nos conecta con los demás y cambia la vergüenza y el no querer que nos juzguen por cariño y comprensión cuando lo hacemos en los lugares correctos. Cuando mostramos nuestras partes más oscuras y vulnerables, y además lo hacemos con personas que nos hacen sentir seguras, nuestra sensación de seguridad interna crece. Porque sabemos que podemos ser quienes somos sin tener que limitarnos ni escondernos.

- **Práctica 4. Me pregunto desde dónde hago deporte.**
La mayoría de las personas que he conocido en mi vida que van al gimnasio lo hacen sobre todo para cambiar su cuerpo. Pregúntate

si tú eres de ese club. No pasa nada si te importa tu apariencia física, es natural que así sea, ya que vivimos en una sociedad donde hay muchísima presión estética. Pero no permitas que los objetivos estéticos te hagan caer en la obsesión. No dejes de valorar tu cuerpo por lo que es en realidad: el vehículo que te permite vivir. Lo ideal sería que el deporte fuera una forma de cuidar nuestro cuerpo, independientemente de su tamaño o forma. Para mantenerlo sano y fuerte. Todos los cuerpos merecen respeto, cuidados y que no los violentemos o llevemos al extremo por cuestiones estéticas.

- **Práctica 5. Me pregunto desde dónde me alimento de la forma en la que lo hago.**
Basta con que te preguntes qué es lo que te motiva a comer de la forma en la que lo haces. En este punto del libro, creo que ya te has dado cuenta de que la salud es mucho más que la alimentación y el deporte. Alimentarte de forma sana no será bueno para ti si acaba haciendo que pierdas salud mental y emocional. Por ejemplo, si comes para cambiar tu cuerpo y acabas metiéndote en el bucle de las dietas. Luego hablaremos de ello mejor.

Esta pregunta también puedes hacértela si crees que no te alimentas de la mejor forma posible a nivel nutricional. Quizá necesitas leer también algún libro de nutrición e informarte sobre cómo mejorar esa área de tu vida. O aprender a entender y atender esas emociones que te llevan a comer de una determinada manera.

- **Práctica 6. Me expongo a situaciones difíciles o que me dan vergüenza.**
La exposición es una técnica que lleva empleándose en psicoterapia durante mucho tiempo. De hecho, yo la he utilizado bastante con mis pacientes, porque la verdad es que ofrece unos resultados estupendos. Básicamente, consiste en exponerte y hacer

aquellas cosas que te dan miedo, vergüenza o que te resultan difíciles de afrontar. La exposición repetida hace que el miedo y la vergüenza bajen e incluso desaparezcan. Por supuesto, en psicoterapia lo hacemos de forma controlada y precisa. Pero te invito a que te expongas si sabes que hay algo que no estás haciendo por vergüenza o porque no te atreves. Puedes hacerlo de forma progresiva empezando por cosas que se parezcan pero que sean más chiquititas. Por ejemplo, si te da miedo ponerte esa falda corta que tantísimo te encanta, puedes empezar por llevar una que te tape un poquito más. La cuestión es ir dando pasos hacia tu destino.

- **Práctica 7. No me responsabilizo de las cosas que no me pertenecen.**

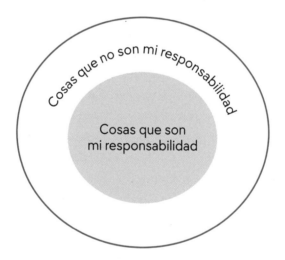

Cosas que son mi responsabilidad: lo que yo siento, mi forma de actuar, lo que digo, los errores que cometo, las consecuencias de mis acciones, los seres vivos que dependen de mí.

Cosas que no son mi responsabilidad: las acciones de los demás, lo que sienten los demás, las consecuencias de los errores de los demás, las palabras de los demás, la economía y salud de los demás.

Ascen, ¿eso quiere decir que no puedo preocuparme o ayudar a otros con sus asuntos? Claro que puedes hacerlo. Además, está bien que te importen. Pero una cosa es echar un cable, hacer un favor puntual, formar parte de la red de apoyo y otra muy distinta es hacerse cargo de los asuntos de otra persona como si se tratase de tu propia vida. Eso puede ser ponerse una mochila muy pesada.

- **Práctica 8. Hago cosas por el mero hecho de hacerlas y disfrutarlas.**

Nos han grabado a fuego que lo más importante en la vida es ser responsable y cumplir con nuestros deberes y obligaciones. «Haz los deberes lo primero», «Para viajar hay que trabajar», «No descanses si no has limpiado». Y nos hemos creído que el disfrute en la vida era una cosa secundaria. Si tu parte autoexigente te come mucho espacio, recuerda que el disfrute y el placer no tienen por qué ser para después. Que ser productiva en tu trabajo es importante, sí, pero tener momentos de ocio también.

- **Práctica 9. Aprendo a sentir emociones desagradables.**

Para aprender a sentir emociones desagradables hay que saber sobre regulación emocional. Si te suena a chino mandarín, no te preocupes, en este mismo libro encontrarás un apartado para aprender a manejar las emociones más difíciles. Lo vemos en un rato. Por ahora, me basta con que te quedes con la idea de que saber manejarte en tu mundo emocional va a mejorar de una forma muy clara tu relación contigo misma.

- **Práctica 10. Socializo lo suficiente y no me aíslo.**

Confieso que he tenido épocas donde he estado muy absorbida por mi trabajo. Me gusta mucho lo que hago y me reconforta que sea así. Pero es verdad que trabajar al cien por cien en remoto a veces causa que no socialice tanto en persona como debería.

Más de una vez me he sentido triste y me he dado cuenta de que era la socialización lo que me permitía recuperar mi alegría. En ocasiones estamos tan centradas en otros ámbitos de nuestra vida que no nos damos cuenta de lo importante que es rodearse de gente.

Otras, más que necesidad de socializar como tal, quizá necesites conectar. Son cosas diferentes. Si te sientes sola y estás rodeada de gente, puede que requieras encontrar conexiones profundas con las que compartir eso que de verdad te interesa o te apasiona. Por ejemplo, mientras escribo esto, me imagino sentada contigo y con otras de mis lectoras comentando el libro con un zumito, un café helado o un té en la mano. ¡Qué nutritivo sería eso para mi vida!

- **Práctica 11. Me pregunto qué cosas quiero tolerar de los demás y qué cosas no.**
Esto te ayudará a saber cuándo tienes que poner límites. También de dónde tienes que irte. No sé tú, pero yo me he engañado muchas veces a mí misma diciendo: «No, si a mí esto también me parece bien», cuando en realidad lo único que quería era mantener la paz y la relación a costa de lo que fuera. Con el tiempo, te das cuenta de que dejar ir relaciones en las que ocurrían cosas que para ti no son tolerables te ayuda a construir otras en las que sí encuentras la luz y la paz que necesitas.

- **Práctica 12. No dejo que la culpa sea mi motor.**
Esto es a lo que me refería cuando te hablaba de atravesar la culpa, por ejemplo, al poner límites. Si estableces límites y luego te echas para atrás, dejas que la culpa sea tu motor. La culpa es una emoción más que necesita espacio y que, como vimos en el primer capítulo, muchas veces tiene un mensaje para ti. Pero otras viene porque hemos crecido en familias en las que había unos valores morales muy estrictos y, por ejemplo, nos han enseñado que

rechazar un favor no es de buena educación. En esos casos la culpa aparece para comerte más terreno del que toca. Ahí es donde tienes que aprender, a pesar de que la culpa te acompañe, a tomar decisiones sin dejar que te arrastre.

- **Práctica 13. Me trato con amabilidad.**

Es importante que, cuando puedas y estés preparada, prestes atención a tu diálogo interno. ¿Cómo me hablo cuando cometo un error? ¿Cómo es mi diálogo cuando aparece una emoción desagradable? Esa observación te ayudará a poder pararte y darte a ti misma una visión autocompasiva. Puedes poner directamente en práctica los componentes que te explicaba que tiene la autocompasión y eso mejorará la relación que tienes contigo misma. Si en algún momento lo necesitas, puedes hacer directamente el ejercicio que te he propuesto aplicado a la situación que te haga falta.

- **Práctica 14. Pido ayuda si lo necesito.**

Cuando hemos crecido en ambientes familiares en los que se ha fomentado la independencia y que cada uno resuelva sus asuntos sin ayuda, a veces ni siquiera sabemos detectar que la necesitamos. Pero a lo largo de la vida se dan muchas situaciones en las que podemos requerir apoyo y es normal. Ya sabes que somos seres que necesitamos la colaboración y la comunidad. Así que no siempre puedes hacerlo todo sola. Ni yo tampoco. Ni nadie. Pedir ayuda en tu entorno o a un profesional es de valientes.

- **Práctica 15. Escucho mis necesidades y las atiendo.**

Para saciar tus necesidades, ya sean grandes, medianas o pequeñas, hemos de identificarlas. Pero, primero hay que saber escucharlas.

Escuchar tus necesidades solo es posible si te das espacio para estar presente contigo misma. También conectando directamente con tu cuerpo y sus señales. Para llegar a hacer esto, a veces necesitamos practicar la meditación. Al final del capítulo, hablaremos de ello. Lo que queremos conseguir en última instancia es poder atender aquello que nos pide el cuerpo. A veces es tan sencillo como comer cuando tienes hambre o moverte cuando tu cuerpo necesita movimiento. Atenderse a una misma mejora nuestra relación con nosotras.

- **Práctica 16. Me permito descansar.**
Sobre todo, si tienes una parte autoexigente vas a tener que darte permiso para descansar cuando lo necesites. Descansar es igual de importante y necesario que trabajar, socializar o moverse. Además de eso, dormir bien es fundamental. La falta de sueño está detrás de síntomas desagradables que han traído algunos de mis pacientes a consulta: sensación de falta de concentración y memoria, ansiedad, irritabilidad... También ocurre que la falta de sueño está provocada por otras cosas que «pasan desapercibidas». Como, por ejemplo, no comer lo suficiente o tener una rutina nocturna que nos despeja y no nos permite iniciar el sueño.

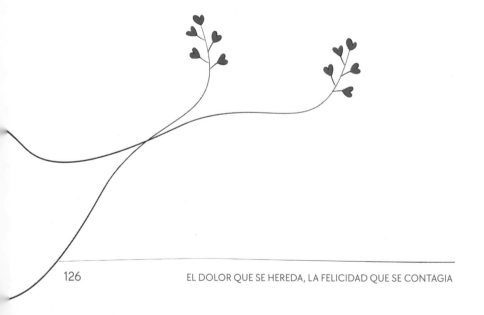

CREAR RELACIONES SANAS

Antes de la relación de pareja que tengo ahora mismo, todas mis relaciones habían sido bastante tóxicas. Tenía supernormalizado, por ejemplo, que hubiera discusiones casi a diario. O incluso llorar y sentirme insegura y menospreciada cada dos por tres.

Cuando conocí a Sergio, me di cuenta de que existen las relaciones en las que se puede sentir calma y seguridad. Que hay personas que tienen la capacidad de esforzarse, escuchar y mirar hacia dentro.

Aun así, las relaciones, del tipo que sean, conllevan un esfuerzo activo. Porque, como has podido leer en este libro, todas las personas cargamos con una mochila, en ocasiones bastante pesada. En ella hay patrones dañinos y partes internas que a veces resultan un poco extremas, que tienen unas manías que tela marinera, que se sienten ofendidas con facilidad porque en el pasado fueron humilladas. Por eso, estar en una relación conlleva ser primero consciente de que cargamos una mochila y tener el coraje de poder mirar qué hay dentro de ella.

Las relaciones de pareja suelen ser las más complicadas que tenemos por varias razones. La primera, porque la intimidad y la cercanía de los vínculos afectivo-sexuales hace que estas sean las que más nos disparan. La segunda es que los mitos del amor romántico, como la existencia de tu media naranja o que solo hay un amor verdadero, acaban construyendo unas expectativas irreales. Por supuesto, estas se acaban frustrando cuando nos topamos con la realidad, que es la tercera razón: que los vínculos afectivo-sexuales suelen ser aquellos con los que más tiempo pasamos y, por tanto, en los que más desgaste se puede producir.

Por eso voy a centrarme en contarte primero cómo puedes mejorar tus relaciones de pareja. Aunque todo esto que te cuento y que te voy a explicar también aplica al resto de tus relaciones.

- **Aprender a dejar a un lado nuestra parte narcisista.**
Esta parte suele salir bastante en los desacuerdos y las discusiones. Nos hace creer que nuestra opinión está más fundamentada o que vale más que la del otro. Todo esto nos lleva incluso a negarnos a escuchar a la otra persona, o hasta a hacerle creer que la estamos escuchando, lo cual es peor. También nos hace sentir que las diferencias con los demás son peligrosas.

Cuando paramos y nos recordamos: «La otra persona puede pensar distinto y eso no es una amenaza para mí», podemos empezar a escuchar. Escuchar es una habilidad fundamental para aprender a discutir bien, la base de una relación segura y sana. Aunque además de escuchar, hay otras habilidades que se deben tener en cuenta para poder aprender a discutir bien. Te las cuento en el siguiente apartado.

- **Aprender a discutir bien.**
Discutir bien conlleva, como te he comentado, dejar a un lado esa parte narcisista para poder escuchar, entendiendo que nuestra parte solo es una más en el conflicto y que la otra persona también tiene una vivencia y una opinión válidas.

Para evitar caer en discusiones donde haya gritos y nos digamos cosas que puedan dañarnos, también es útil hablar con nuestra pareja para hacer un pacto previo en el que acordamos todo lo que vamos a sortear cuando hablemos de un tema que nos enfada. Una de las cosas que recomiendo estipular en ese pacto es no chillar, ya que los gritos están muy normalizados, pero pueden dañar mucho los vínculos. Comprometernos con no gritar hace que nuestros sistemas nerviosos no se sientan amenazados y que podamos pensar y actuar con mucha más templanza y claridad.

Otro recurso muy útil para tener discusiones sanas es ponerse una palabra clave para poder parar a tiempo cuando las cosas se vayan de madre. Cuando las partes más heridas se ponen al mando, todas somos capaces de hacer potencialmente mucho daño. Decir, por ejemplo, la palabra «equipo», puede recordarnos que somos dos contra el problema y no el uno contra el otro.

- **Aprender a tolerar las diferencias y a identificar las que no son tolerables.**
Al principio, cuando no conocemos a alguien, suele parecernos maravilloso. Todas tenemos partes internas encargadas de ponerse al mando y dar la impresión de que somos personas amables, empáticas y divertidas. Pero después, cuando los meses pasan, otras partes van saliendo. Las cuales no son tan agradables y divertidas.

Cuando esas partes de la otra persona empiezan a salir, es momento de que te preguntes: «¿De verdad me gusta y encaja conmigo lo que estoy viendo?». Habrá diferencias que tendrás que aprender a tolerar si quieres tener y mantener una relación. Las almas gemelas, por mucho que Disney nos haya hecho creer lo contrario, no existen. La persona con la que te vincules tendrá cosas que no te gusten e incluso que te irriten. Lo importante es que puedas diferenciar entre aquellas que puedes dejar pasar sin más y las que de verdad te hacen incompatible con la otra persona. Por ejemplo, puede que toleres que no sea una persona tan ordenada como te gustaría, pero no que dedique toda la vida al trabajo.

Los ejemplos que te he puesto no son más que eso, ejemplos. No sé qué es y lo que no es tolerable para ti. Así que, tengas o no tengas pareja, desde ya puedes preguntarte: «¿Qué es y qué no es tolerable para mí?».

- **Aprender a llegar a acuerdos.**

A veces aparecen incompatibilidades en las relaciones. Algunas nos resultan muy pequeñas y tolerables y no necesitamos hacer nada con ellas. Otras son medianas y solo se pueden solucionar llegando a acuerdos y a puntos intermedios. Otras, las más grandes, a veces no son tolerables ni susceptibles de llegar a acuerdos y suponen incluso el motivo por el que algunas relaciones se rompen.

Vamos a centrarnos en cómo resolver esas incompatibilidades medianas, que son las susceptibles de solventarse. Los acuerdos, en este caso, serían una de las formas de poder ponerles solución. Para llegar a acuerdos vas a tener que aprender a:

- Observar y comprender qué es lo que tú necesitas y por qué está surgiendo el conflicto. Por ejemplo: «A mí no me gusta que la habitación este desordenada y necesito vivir en un entorno más ordenado y limpio».
- Aprender a comunicar lo que necesitas con flexibilidad y comprender que, en este caso, como sucede en la mayoría de los conflictos, la otra persona también tiene su propia forma de ver el problema y sus propias necesidades.
- Para poder establecer el acuerdo, vas a tener que renunciar a parte de lo que te gustaría que pasara. Esto es vital para poder llegar a un punto de encuentro. En muchos casos, hay soluciones u opciones que están en un punto medio, y la vía que tenemos que tomar es esa en la que se cubren parte de nuestras necesidades y parte de las de la otra persona.

Aprender a renunciar, tal como yo lo veo, es fundamental también para poder vivir bien. Todas las personas renunciamos a vivir en un sitio por hacerlo en otro. O a tener una vida con hijos, por ejemplo, si decidimos no tenerlos. Todas las decisiones implican renuncias y, precisamente, compartir nuestra vida y a veces nuestro hogar con alguien conlleva muchos sacrificios. Estos pueden hacerse de buena gana si entendemos que nuestro bienestar también bebe del bienestar que tienen los demás.

- **Aprender a tener conversaciones incómodas.**
Si algo comparten todas las relaciones sanas es una comunicación abierta y fluida. Lo sé. No es fácil decirle a tu pareja algo que te hace sentir superpequeñita y vulnerable. No resulta sencillo contarle, por ejemplo: «Es que me he puesto celosa». Pero decirlo abre un mundo de posibilidades. Algunas de ellas pueden cambiar tu vida y tu relación por completo. Por ejemplo, puede pasar que, poco a poco, aprendas a ser honesta y a decir en voz alta cómo te sientes contigo misma y con los demás. Eso, a su vez, hará que tu pareja te conozca mejor y pueda amar la versión real de quien eres, incluidas las partes que a veces nos esforzamos por ocultar. Gracias a que te muestras de manera plena, la profundidad de tu relación será cada vez más grande. Y si tu pareja está dispuesta a hacer lo mismo, podréis crear una atmósfera supersegura donde incluso será posible reparar el daño que experimentasteis en otras relaciones del pasado.

- **Aprender a validar y a acompañar.**
Validar es hacer sentir a la otra persona que lo que siente está bien. Es comunicarle con palabras o sin ellas que no debería sentirse de otra forma, que aceptamos lo que siente tal como lo siente. Muchas veces es una habilidad que tenemos que practicar porque casi todas las personas hemos sufrido la llamada «invalidación emocional». A todas nos han dicho cosas como «Pero no llores», «Anda, no estés triste por eso», «¿Miedo? Eso no da miedo». Todas esas frases no nos ayudan con nuestras emociones porque nos obligan a dejarlas a un lado cuando no podemos, porque las emociones no se controlan. En su lugar,

decir: «Entiendo cómo te sientes», «Estar triste también está bien» o «Es natural tener miedo ahora» te acercará mucho más al otro y a la otra persona la hará sentirse comprendida y acompañada.

Lo más difícil de validar, sin duda, es hacerlo cuando no estás pensando o viendo la realidad igual que la otra persona. Por ejemplo, cuando discutes con tu pareja y te dice: «Me ha dolido esto que me has dicho». Ahí, cuando estamos enfadadas, lo más fácil es caer en contestar: «¿Qué te ha dolido? ¿Esa tontería?». Resistir el impulso de invalidar para poder calmarnos primero y validar más tarde es una muestra de madurez emocional.

- **Aprender a pedir, a decir lo que sientes y necesitas sin esperar que la otra persona sea adivina.**
He escuchado más de una vez eso de «Si lo tengo que pedir, ya no lo quiero». Quizá para cosas muy necesarias tenga sentido. No sé, si tengo que pedirle a mi pareja que venga a verme al hospital cuando me han atropellado, igual tengo que replantearme mi relación directamente. Pero, cuando son cuestiones del día a día, hay que aprender a pedir. Pedir un abrazo cuando lo necesitamos, espacio o más mensajes de WhatsApp (o pedir menos). Pedir lo que nos hace falta provoca que nos responsabilicemos de nuestras necesidades como personas adultas que somos. También nos ayuda a no esperar que el otro sea adivino, por mucho que pueda conocernos.

Por supuesto, todo tiene sus limitaciones, incluso pedir. No podemos estar pidiendo todo el tiempo ni tenemos por qué pedir cosas básicas. Tampoco podemos pedirle a alguien algo que no es posible cambiar o que no afecta de ninguna forma a la relación.

Aquí dejo algunos consejos para saber qué se puede pedir y qué quizá convenga no pedir:

- Si tienes que pedir cosas básicas (por ejemplo, que te hagan caso), quizá es momento de replantearte la relación.
- Puedes pedir cambios en conductas concretas. Por ejemplo, pedir un abrazo es algo que se puede y se debe hacer en una relación cuando sea oportuno.
- Puedes pedir cambios en patrones conductuales, es decir, en conjuntos de conductas. Por ejemplo, puedes pedir a la otra persona que muestre más veces afecto o escriba más por WhatsApp. Ahora bien, recuerda que los cambios de patrones siempre serán más difíciles para la otra persona y, por tanto, deberemos tener paciencia.
- No puedes pedirle a la otra persona que cambie su forma de ser o su físico. Por ejemplo, pedirle que sea más extrovertido o que vista de forma diferente. La forma de ser, en muchas ocasiones, no se puede cambiar. Por ejemplo, yo, por mucho que me trabaje, como soy una persona extrovertida, no voy a dejar de tener esa tendencia a querer hablar y socializar. Por otro lado, todo lo que se corresponde con la decisión personal del otro no es un plano en el que las parejas podamos decidir.
- No puedes pedirle a la otra persona cosas que no tienen nada que ver contigo y con la relación. Por ejemplo, pedirle que trabaje en algo que a ti te gusta. Esas decisiones son solo suyas. Aunque obviamente pueden influirnos y podemos hablar de cómo nos sentimos con ellas. Por ejemplo, si me siento incómoda con el nuevo trabajo de mi pareja porque está cobrando menos que antes y eso afecta a nuestra economía familiar, puedo hacérselo saber. Puedo decirle: «Cariño, me siento incómoda últimamente porque ahora con tu nuevo trabajo vamos peor de dinero». Y podemos, juntos, buscar soluciones o al menos comprendernos.

¿CÓMO MEJORO MIS DINÁMICAS FAMILIARES AHORA?

Las relaciones familiares no dejan de ser relaciones a las que se aplica todo lo que te acabo de contar. Sin embargo, es verdad que suele haber algunas dinámicas que ocurren en ellas de forma específica y que está bien que aprendamos a detectar y manejar.

Estas son algunas cosas que comúnmente ocurren en las familias y opciones de cómo podemos abordarlas:

- **Triangulaciones.**

    Esto se da cuando una persona malmete o habla de una tercera con otra. Por lo general, lo hace con el objetivo de crear una alianza con la persona con la que habla y que esta se posicione a su favor. Para que nos entendamos, una triangulación sería, por ejemplo, que tu madre te dijera cosas que no le gustan de tu hermana con el fin de desahogarse y de que te pongas de su parte. Es fácil encontrarnos con triangulaciones en las relaciones familiares porque suele haber convivencia y, por tanto, pasamos mucho tiempo juntos y hay muchas emociones de por medio y muchos conflictos sin resolver. Las triangulaciones nos llevan a saber datos que no deberíamos conocer, como por ejemplo que papá traicionó a mamá en no sé qué cosa cuando nosotras ni siquiera habíamos nacido. Convierte en nuestros rencores, dolores y culpas que nunca nos pertenecieron.

    Así que, para mejorar nuestras relaciones familiares, vamos a necesitar observarnos a nosotras mismas y pillarnos antes de llevar a cabo las triangulaciones para intentar evitarlas. Cuando sean otros los que las hagan, cuando sea nuestro padre el que nos diga: «Es que tu madre...», deberíamos ser capaces de responder de forma contundente y poner nuestros límites con un: «Yo de eso no quiero saber nada, papá».

- Familias fusionadas.

Las familias fusionadas son aquellas en las que se espera que los miembros siempre estén juntos y lo den todo por la familia. Son familias en las que todos se meten en la vida de todos y nos cuesta mucho tomar nuestras propias decisiones.

Durante la adolescencia y los primeros años de la adultez, las personas vamos viviendo un proceso de individualización. A través de esta, nos convertimos en individuos independientes e integrados, con nuestra propia forma de ver el mundo y con capacidad para tomar nuestras propias decisiones.

Si formas parte de una familia de este tipo, es probable que este proceso de individualización se haya visto interrumpido. Porque te han dicho una y otra vez dónde tienes que irte de vacaciones. O te han invitado a estudiar lo mismo que ellos o lo que a ellos les gusta. E incluso es posible que te hayan hecho tener casi las mismas opiniones.

Por tanto, es normal que sientas una gran falta de autonomía e incluso que suelas sentirte invadida si estás en una familia fusionada. En este caso, hay que aprender a poner límites. Estos te permitirán ocupar el espacio que es tuyo y tomar tus propias decisiones como persona adulta sin que nadie más elija por ti. Nunca es tarde para que puedas iniciar el proceso de convertirte en la persona que de verdad eres. Con tus opiniones, las cosas que te gustan a ti y todo lo que implica ser única.

- Detectar cuándo nos disparamos.

¿Te acuerdas de cuando hablábamos de los disparadores en el segundo capítulo? Decíamos que esas experiencias que vivimos en el presente desatan las emociones y vivencias del pasado. Bueno, pues esto con la familia ocurre muchísimas veces por lo que decía de la convivencia y de que con nuestra familia el lazo emocional suele ser muy grande, incluso aunque creamos que no.

Detectar cuándo nos disparamos nos ayudará a saber que lo que está ocurriendo no tiene que ver con el momento presente, sino con el pasado. Esta información nos permitirá regularnos a nivel inicial, es decir, hacer que las emociones que estemos sintiendo sean más tolerables y podamos responder a la situación con más calma.

- **Distancia de seguridad.**
Cuando vamos en el coche, necesitamos mantener una distancia prudente con el de enfrente. Basta con la distancia suficiente como para que, en caso de que este frene de repente o que el conductor tenga un despiste, no nos estrellemos. Pues con nuestras familias a veces pasa un poco lo mismo. Cuando somos adultos, necesitamos mantener una distancia que nos permita conducir nuestro coche, que en este caso será nuestra vida, con seguridad. Al madurar, nos independizamos porque necesitamos espacio para poder desarrollar nuestra vida y llevar a cabo ese proceso de individualización del que hablaba en el punto anterior. Eso es completamente normal y saludable. Así que vas a necesitar construir y mantener tu distancia de seguridad, sea cual sea para ti. Quizá ver a tu familia cada día un rato para ti sea sostenible y seguro. O quizá lo sostenible y seguro sea verlos una vez a la semana o una vez al mes. Sea como sea, no hay una forma ideal de relacionarnos con nuestra familia. Lo que sí es ideal es encontrar la tuya propia.

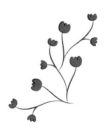

CUIDAR Y GESTIONAR MIS EMOCIONES

Al principio del libro, ya hemos hablado de emociones e incluso has conocido algunas de las más importantes. En este apartado, pretendo que puedas desarrollar tu inteligencia emocional en el presente. El objetivo es que aprendas a detectar cómo te sientes en cada momento, qué hacer para que esas emociones no te desborden y cómo actuar para sacarles el máximo partido.

Antes de nada, te explico algunos principios que debes tener en cuenta cuando te sumerjas en el mundo de tus emociones:

- **Se pueden sentir varias cosas a la vez.** De hecho, normalmente sentimos varias cosas al mismo tiempo. Por ejemplo, en ocasiones cuando miro a mi sobrina de seis años, siento alegría solo por saber que existe y que está bien. Otras, al mismo tiempo, siento una profunda nostalgia, que a su vez para mí es como una mezcla de tristeza y gratitud al recordar que han pasado seis años casi en un pestañeo y que ya nunca más volveré a verla andar por primera vez.

- **Lo que sientes no tiene por qué tener sentido para ser válido. Ni siquiera debe tener un porqué.** Creo que después de haber leído hasta este punto del libro, ya has podido apreciar la complejidad del mundo que tenemos dentro todas y cada una de nosotras. Lo que sentimos, como sabes, no siempre se ajusta al momento presente. A veces responde al pasado. Otras tantas veces, a un cúmulo de circunstancias que no llegamos a comprender por lo complejas que son. Por ejemplo, puedes sentir tristeza porque tu cuerpo se está adaptando a las condiciones climáticas y al horario del invierno y puede ser muy difícil llegar a entenderlo como una relación de causa-efecto. Sean cuales sean los motivos que causan lo que estás sintiendo, tienes derecho a sentirlo de forma plena. No tienes por qué buscar razones que justifiquen cómo te sientes para permitirte estar así y cuidarte en el proceso.

- **Una actitud de aceptación y de acoger lo que sientes hará que no te quedes enredada en una espiral de sufrimiento.** Sin nuestra intervención, mental o conductual, las emociones durarían apenas unos segundos. Muchas veces, por rechazar lo que sentimos en un primer momento, añadimos a nuestra emoción capas de sufrimiento. Por ejemplo, si sientes miedo a montar en avión y te juzgas con dureza porque dices que eso no es ser valiente, estás añadiendo una capa de rechazo al miedo. Si por tener miedo y creer que eso es de cobardes te avergüenzas de ti misma y no se lo cuentas a nadie, añades una capa de vergüenza al miedo y al rechazo. Como ves, lo que en un principio solo era miedo, se acaba convirtiendo en miedo, rechazo y vergüenza.

- **Lo que sientes no dice nada de si eres buena o mala persona.** De hecho, desde mi punto de vista, no existen las personas «buenas» o «malas». Todas tenemos diferentes partes y somos buenas si sanamos nuestras partes exiliadas (las del trauma) y nos ocupamos de que nuestras partes protectoras no sean dañinas para nosotras y los demás. Además, hasta las emociones más desagradables y que están más vetadas en la sociedad (por ejemplo, la envidia) tienen funciones valiosas, como pudiste ver en el primer capítulo.

- **Sentir no es actuar.** Como ya te he dicho, cualquier emoción que sientes es válida. Pero no así cualquier forma de actuar. Por ejemplo, no es válido pegarle a alguien, aunque sí que estés enfadada. O comportarte de forma posesiva solo porque estás celosa. Sentir y actuar son cosas diferentes. Sucumbir al impulso de lo que sientes no siempre es una buena idea. La mayoría de las veces será más interesante que, en emociones intensas, te permitas hacer un pequeño parón para reflexionar, respirar y decidir cómo quieres comportarte antes de actuar.

BÁSICOS DE REGULACIÓN EMOCIONAL

Esto último que te decía, lo de parar y respirar, es un ejemplo de regulación emocional. Las emociones no se pueden controlar. No puedes decir: «Voy a dejar de sentir rabia» y que ocurra por arte de magia. Lo que sí puedes hacer es conocerte lo suficiente como para saber qué cosas te ayudan a hacer que la emoción que sientes sea más tolerable o a conseguir que tu sistema nervioso vuelva a estar en calma.

Te voy a contar los pasos que puedes seguir para aprender a regularte. Recuerda que esto también, como casi todo, es cuestión de práctica.

- **Paso 1. Identifico cómo me siento y le pongo nombre.**
  Saber cómo nos sentimos en cada momento nos ayudará a poder comunicarlo, e incluso muchas veces va a ser necesario. También nos será útil conocer qué nombre tiene lo que nos pasa en cada momento y, por tanto, cómo podemos abordarlo.

Aquí tienes la llamada «rueda de las emociones». Puedes utilizarla cada vez que estés sintiendo algo a lo que no sepas ponerle nombre para, precisamente, intentar ponérselo.

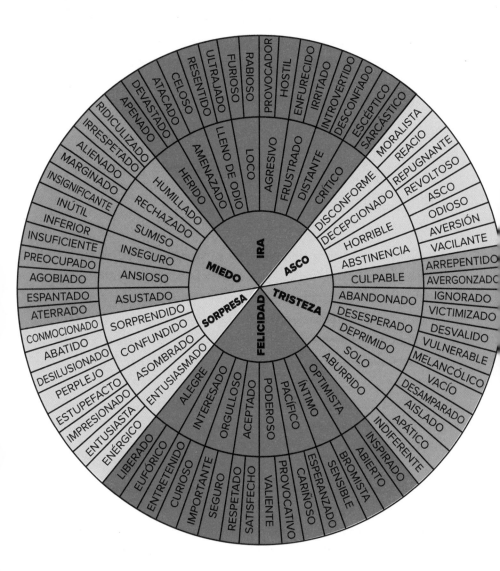

EL DOLOR QUE SE HEREDA, LA FELICIDAD QUE SE CONTAGIA

- **Paso 2. Lo identifico en el cuerpo y atiendo cómo se siente.**
Aunque en nuestras sociedades estamos acostumbradas a pensar mucho, la mayoría de las veces las emociones no necesitan ser pensadas ni analizadas. Cuando pensamos las emociones solemos invalidarnos: «¿De verdad estoy así por esta tontería?». Es por eso por lo que resulta importante aprender a sentir de forma física. Las emociones se expresan claramente a través del cuerpo. Por ejemplo, con un nudo en la garganta o en el pecho, una tensión en la espalda... Observar esa repercusión física calmará nuestra mente y también nos ayudará a que prestemos atención a nuestras sensaciones para que así se puedan ir deshaciendo. Aunque, ojo, si te obsesionas con que desaparezcan, no lo harán. Hay que saber observar sin presionar para que ocurra algo distinto. Ahí está la magia. En aceptar lo que siento y no intentar cambiarlo.

- **Paso 3. ¿Qué mensaje trae esta emoción? (Si es que puedo saberlo).**
Como te decía, no siempre vas a poder encontrar una razón o un desencadenante que explique cómo te sientes. Sin embargo, en algunas ocasiones, sí que va a ser útil que te preguntes: «¿Qué quiere decirme lo que estoy sintiendo?». Muchas veces, las emociones son mensajeras que ponen a tu disposición su energía y sus recursos para que puedas resolver situaciones. Por ejemplo, tu enfado hace que tengas más disposición a poner límites y defender lo que es justo. Así que, si estás enfadada, quizá sea exactamente eso lo que necesites.

- **Paso 4. Me apoyo en actividades concretas que me ayuden a regularme.**
Otra parte importante de la regulación emocional es hacer cosas. Ponernos en movimiento para poder transformar esas emociones en algo diferente. Para que nos entendamos, ¿alguna vez te ha

pasado que tenías un día horrible y después de pasar un rato con una amiga te sentías completamente diferente? Esta parte de la regulación emocional consiste precisamente en eso, en intentar encontrar aquellas cosas que sabemos que nos ayudan a estar mejor cuando lo necesitamos para ponerlas en práctica llegado el momento.

Para esto voy a proponerte un ejercicio. Se trata de hacer tu propia caja de herramientas emocionales. Para ello necesitarás una caja de verdad, por ejemplo de zapatos, y meter dentro cualquier recordatorio u objeto que te ayude a recordar o a hacer esas actividades que te vienen bien cuando te sientes mal.

Por ejemplo, en la caja de herramientas puedes meter:
- Recordatorios escritos: «Acuérdate de pasear», «Llama a tu amiga Marta, ella siempre está».
- Recuerdos bonitos: una pulsera que me regaló mamá, el dibujo que me hizo mi sobrina, mi diario de aquel campamento tan guay.
- Objetos que te inciten a llevar a cabo actividades: unas acuarelas para pintar, un aceite de masaje para ponérmelo en las piernas, un libro que me gustó mucho en su día.
- Echa mano de tu creatividad. Puedes meter cualquier cosa que sepas que, cuando tengas un momento complicado y eches mano de la caja, te va a venir bien.

Esta caja puede adaptarse completamente al momento personal. Por ejemplo, si estás pasando por uno complicado porque no encuentras trabajo, puedes ponerte recordatorios e ideas que te ayuden en ese momento en concreto. Lo mismo si estás pasando por una ruptura, acabas de perder a tu mascota o te encuentras en cualquier otra situación complicada.

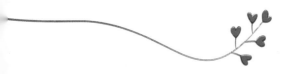

ENCONTRAR LA ALEGRÍA

Vale, sí. Ahora ya sabes cómo puedes manejarte mejor con tus emociones desagradables. Pero ¿acaso eso es suficiente?

No sé si lo recuerdas, pero cuando hablábamos en el primer capítulo del *self* yo te contaba que este tiene unas cuantas cualidades innatas. Por ejemplo, desprende curiosidad, compasión y conexión. En mi caso, cuando estoy en mi *self* me siento conectada conmigo misma y mi entorno, agradecida, radiante y juguetona. En realidad, ese es mi estado base, aunque por desgracia no siempre esté en él.

Son cualidades que están siempre dentro de ti y de mí, solo que a veces se acaban quedando enterradas bajo el cansancio, la falta de actividad física, el perfeccionismo y otras complicaciones que suceden en nuestro día a día. Por eso, te invito a que, si quieres encontrar la alegría, primero, te deshagas de todo aquello que no te la da. Siempre dentro de tus posibilidades, explora qué ocurre en los momentos en los que tu *self* toma el mando y te sientes curiosa, compasiva, divertida y disfrutona. ¿Con quién estás? ¿Qué estás haciendo? ¿Qué ha pasado hoy y los días previos? ¿Qué ha habido diferente en tu vida? Esto te dará pistas también de qué cosas le traen alegría a tu vida.

Por si todavía te quedan dudas, te dejo un ejercicio con unas cuantas preguntas que quizá te ayuden a entender dónde puedes buscar esa alegría.

Ejercicio. ¿Qué cosas te causan interés de forma innata? (Por ejemplo: los bichos, la naturaleza...).
¿Qué cosas haces simplemente porque te gusta hacerlas? (Por ejemplo: bailar delante del espejo, cocinar...).
¿Qué te hace sentir realizada?
(Por ejemplo: terminar un libro...).
¿Qué te gustaba hacer de pequeña?
(Por ejemplo: jugar a hacer puzles...).

VIVIR EN CONSONANCIA CON NUESTROS VALORES

Otra de las cosas que acaban taponando nuestra alegría es buscar el placer inmediato. Fíjate en cómo ha ido evolucionando el contenido que se vende en las redes sociales. Cada vez hay formatos más cortos y con menos letra. Cada vez hay un consumo más rápido y que requiere de menos esfuerzo por nuestra parte. Es una tendencia que también puede verse en otras partes de nuestra sociedad, como por ejemplo en que hemos dejado de cocinar. Nuestras abuelas ocupaban muchísimas horas del día haciéndolo y nosotras consumimos cada vez más alimentos preparados. También porque tenemos menos tiempo para lo que de verdad importa. Y hablando de esto: ¿te has parado alguna vez a pensar qué es lo que de verdad te importa a ti?

Para descubrirlo, quizá te ayude que te lance esta pregunta: «¿Cómo te gustaría que fuera idealmente tu vida? ¿Cómo te gustaría que fuera el día de mañana si pudiera ser, por arte de magia, tal y como lo deseas?».

Yo me imagino con varios hijos y pasando mucho tiempo con ellos. Me imagino en el campo, tal y como estoy ahora mientras escribo esto, rodeada de naturaleza y pudiendo ver el cielo desde la ventana de mi habitación. Me imagino esforzándome por cuidar mi salud física y haciendo ejercicio casi a diario. Me imagino con muchos amigos, cenando a la luz de la luna y compartiendo momentos inolvidables. Me imagino viendo crecer a mi sobrina.

Sin duda, todo eso que me imagino habla de lo que es importante para mí. Igual que lo que tú has sentido leyéndome habla de lo que lo es para ti. De cuáles son nuestros valores. Por ejemplo, en mi caso sé que un valor importante para mí es seguir cultivando mis relaciones. Lo sé porque, cuando no lo hago, la vida se vuelve mucho más pesada. ¿Qué valores sientes que puedes extraer tú sabiendo todo lo que te imaginas para tu vida?

Puedes empezar desde ya a cultivar tus valores haciendo aquellas cosas que están en coherencia con lo que es importante en tu vida. Hacerlo te ayudará a estar más cerca de la alegría. De la verdadera alegría. Que no es ese placer inmediato que se obtiene haciendo *scroll* en TikTok o comiéndose un bollo —aunque ese disfrute también puede ser necesario de manera puntual—, sino esa alegría que te produce mirar atrás y poder recordar, momento a momento, todas las mañanas de verano y las tardes de invierno que has pasado con las personas a las que quieres, si eso es congruente con tus verdaderos valores.

Para aprender cuáles son tus valores y cómo permitir que te guíen para tener una vida más plena, te dejo el siguiente ejercicio. Se llama jardín de valores.

Imagina que el dibujo que ves más abajo es el jardín de tu vida. Cada una de las parcelas que tiene el jardín es un área importante de tu vida. En el ejemplo inferior, aparecen seis áreas que he elegido a modo ilustrativo. Después, escoge tres o cuatro valores importantes que te gustaría tener en cuenta en cada una de las áreas. Por ejemplo, en el área de trabajo he puesto tres valores: ambición, esfuerzo y compañerismo.

Luego tienes una lista para inspirarte, pero puedes elegir los tuyos propios e incluso crear algunos «nuevos». Dibújalos como si fueran flores. Por último, escoge una acción que puedas realizar en esa área en concreto para regar ese valor. Por ejemplo, para cultivar la ambición en mi parcela del trabajo, puedo escribirle a mi jefe para decirle que me gustaría tener más responsabilidades. La flor del compañerismo podría regarla escribiéndoles a mis compañeros mañana para tomar un café al salir.

Sigue así con todas y cada una de las flores. La idea es poder hacer este ejercicio de vez en cuando para recordar qué es importante para nosotras y volver a dirigirnos hacia allí.

Trabajo	Familia	Pareja
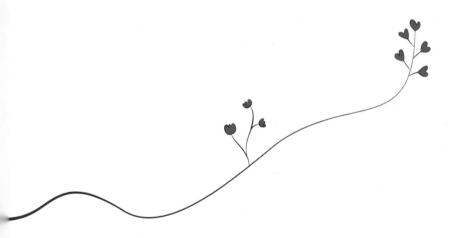 Ambición Esfuerzo Compañerismo		
Viajes	Deporte	Hobbies

EL DOLOR QUE SE HEREDA, LA FELICIDAD QUE SE CONTAGIA

Aquí tienes un listado de valores que te servirán para cumplimentar el ejercicio, pero, por supuesto, puedes ampliarlo con los que tú quieras.

Amabilidad	Esfuerzo
Ambición	Exploración
Calma	Honestidad
Cariño	Humildad
Compasión	Inteligencia
Cooperación	Justicia
Cuidados	Resiliencia
Curiosidad	Solidaridad
Diversión	Velocidad

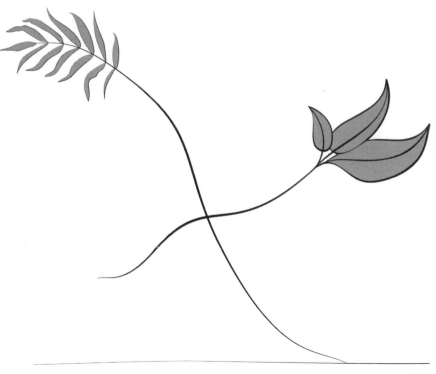

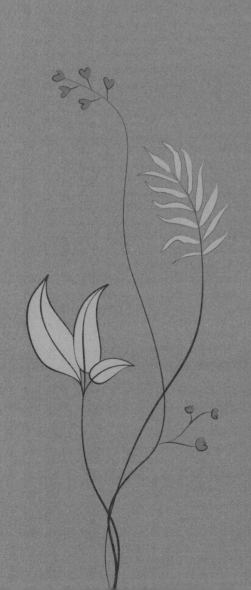

SANAR TU SISTEMA NERVIOSO A TRAVÉS DE HÁBITOS SALUDABLES: MEDITACIÓN, ESTIMULACIÓN DEL NERVIO VAGO, MOVIMIENTO, NATURALEZA, NUTRICIÓN...

Como te comentaba al inicio del libro, desde mi punto de vista, a veces se le da un peso excesivo a la mente. Los libros de autoayuda típicos suelen centrarse en cómo piensas y en cambiar los pensamientos, aunque, ojo, no digo que eso no sea importante, porque sí lo es. Sin embargo, creo que hay cosas que también resultan fundamentales y que apenas se mencionan en los libros de autoayuda.

Un ejemplo de esta reducción que se hace de todo a la mente es el término «salud mental». Hace años que este concepto dejó de tener sentido para mí. ¿Por qué se llama salud mental si no habla solo del estado de la mente? ¿Si es algo que también engloba el cuerpo, el sistema nervioso y las emociones?

Como ya hemos hablado de cómo regular las emociones, ahora me gustaría centrarme en el sistema nervioso y en el cuerpo. Porque son una parte fundamental de esta llamada «salud mental». Este es un factor clave para poder gozar de una buena salud de verdad, no como siempre la hemos comprendido. Tal como la entiendo yo y también como dice la OMS (Organización Mundial de la Salud), no es solo la ausencia de afecciones o enfermedades, sino un estado de completo bienestar físico, mental y social. Vamos, que en gran medida, la salud es poder disfrutar de una vida plena. Dicho esto, creo que a todas nos queda claro que sin la salud mental no puede haber salud.

Esa salud mental es básicamente todo lo que, en conjunto, te permite disfrutar de tu vida y sentirte plena. Así que, en las próximas líneas, voy a darte ideas de cosas que puedes hacer para cultivar esa salud de la que habla la OMS. Nos centraremos sobre todo en que puedas cultivar rutinas y hábitos que te ayuden a sanar tu sistema nervioso y, con ello, devolver también la mente y las emociones a un estado equilibrado. Ya sabes que el sistema nervioso, después de las experiencias difíciles de la vida y el estrés, puede haberse quedado en modo supervivencia, un estado en el que estamos la mayor parte del tiempo hipoactivadas o hiperactivadas. Empezar a equilibrar el sistema nervioso y a sanarlo hará que podamos sentirnos seguras y a salvo en nuestro propio cuerpo.

APRENDE A MEDITAR

La primera vez que empecé a meditar estaba pasando por un momento difícil de mi vida. Después de años estudiando mucho y compaginándolo con trabajo, y de emprender y mantener mi vida personal, acabé petando y tuve unos meses de sufrir mucha ansiedad. No sé si alguna vez la has tenido, pero si es el caso, estoy segurísima de que ahora mismo estarás empatizando porque solo quienes la hemos sufrido sabemos lo durísimo que es. Durante ese periodo, ya pude notar en mi cuerpo los beneficios de la meditación: en ese momento era un oasis de paz en medio de una oscura tormenta.

Tengo que decirte que esa época pasó, por suerte. Después de años volví a meditar y esta vez la experiencia fue bastante diferente. No sentía tanta tranquilidad, sino más bien me encontraba directamente con los fantasmas e incomodidades que había en mi vida.

Quizá ahora estés pensando: «Entonces, Ascen, ¿meditar ayuda o no?». Y mi respuesta es contundente: «Ayuda y mucho». Además, es una evidencia científica como una catedral. Meditar contribuye a mantener una mente menos alborotada, a deshacer los nudos emocionales (o traumas) que todavía estén registrados en tu cuerpo y a tener una visión más fresca, tierna y compasiva de las cosas.

Dicho esto, voy a explicarte cómo puedes meditar. Es importante que sepas que, si lo intentas y te causa mucho malestar, quizá necesites hacerlo de la mano de alguien. Puede ser un profesional de la psicología especializado en meditación y *mindfulness* o un profesional de la meditación.

Así se medita:

Siéntate con la espalda erguida, a ser posible. Puedes poner un cojín justo debajo de la pelvis para tener un apoyo extra que te ayude a mantener la espalda recta.

Cierra los ojos. Si te produce mucho malestar estar con los ojos cerrados, mira hacia abajo.

Céntrate en tu respiración. Mantén la atención en cómo entra y sale el aire por los orificios nasales o cómo se hincha y deshincha el abdomen.

Cuando pasen unos segundos, lo más probable es que tu atención haya migrado a otro lugar y quizá estés pensando en qué tenías que comprar en el súper o en aquello que te pasó esa vez cuando tu prima vino a visitarte. Es completamente normal que la mente se vaya y divague.

Cuando te des cuenta de que te estás dispersando, devuelve la atención a la respiración. Esta es la clave. Meditar no es dejar la mente en blanco ni parar de pensar, sino practicar el hecho de traer la atención de vuelta al presente una y otra vez.

Repite este proceso de devolver la atención cuando se vaya tantas veces como sea necesario. Practica durante cinco o diez minutos, lo ideal es que lo hagas cada día. Sé que es difícil mantener esa disciplina. Así que hazlo cada vez que te acuerdes e intenta que sea a diario.

ESTIMULA TU NERVIO VAGO VENTRAL

¿Te acuerdas de cuando te hablé de teoría polivagal? Una de las cosas que descubrió Porges es que había partes físicas de nuestro sistema nervioso autónomo que estaban directamente vinculadas a los diferentes estados en los que este puede estar. Pues bien, una de esas partes es el llamado «nervio vago ventral», que está directamente relacionado con estados de calma y seguridad. Algunas prácticas, como la meditación, estimulan el nervio vago ventral y, por tanto, nos ayudan a provocar estos estados de calma que muchas veces anhelamos.

Sin embargo, hay más actividades que puedes hacer para estimular el nervio vago ventral. Además, igual alguna te sorprende. Cantar también genera estados de calma y seguridad. Aquí te dejo un dato curioso. Desde que me saqué el carné de conducir, incluso antes, me han dado miedo los coches. No muchísimo, pero bastante. Cuando volví a conducir hace unos años, cada vez que había un atasco, salía a la autovía o estaba en una situación que me ponía nerviosa, de repente me encontraba a mí misma cantando. Me di cuenta de que lo hacía de forma completamente inconsciente y que ese acto, el de cantar, me relajaba. Así que te invito a probarlo.

El yoga también ha demostrado ser uno de esos ejercicios que promueve que haya una gran estimulación del nervio vago ventral. Ya se ha demostrado en numerosas ocasiones que está relacionado con una mejora global del bienestar. Probablemente, su mezcla de ejercicios de fuerza, movilidad, respiración y meditación hacen de esta práctica una forma muy completa de autocuidado del sistema nervioso.

Aunque todavía estamos a la espera de más estudios, todo apunta a que los baños con agua fría, incluso congelada, también producen está estimulación del nervio vago ventral. Algunas personas también apuntan que aguantar la incomodidad y el sufrimiento que supone ese frío extremo hace que nuestra mente se apacigüe y ganemos más capacidad de soportar y sostener la adversidad.

MEJORA Y AUMENTA TUS CONEXIONES

Al principio del libro, querida lectora, hablábamos de que la felicidad ha ido disminuyendo con el paso del tiempo debido a la pérdida de conexiones. Esa es la propuesta de Johann Hari en el libro *Conexiones perdidas*. Nuestro bienestar ha decrecido porque nuestras conexiones también lo han hecho. No hablamos solo de conexiones humanas, las cuales, por cierto, son imprescindibles, sino también de estar conectada con tus valores (algo que ya hemos aprendido a poner en práctica), con el sentido de tu vida y con la naturaleza.

Es su libro, Johann Hari explica que se pasó años creyendo que su depresión provenía de un simple desbalance químico en el cerebro. Durante años pensaba eso: que la química cerebral era la causante del malestar de mucha gente. Que nosotras éramos títeres que estábamos destinadas a que esa química jugara con nuestra salud mental y emocional. Con el tiempo descubrió, investigando, que las personas que estaban deprimidas, incluido él, en realidad lo que estaban era desconectadas. Aprendió que la conexión con el trabajo, con otras personas significativas, con nuestros propios valores, con nuestras experiencias traumáticas del pasado y con el mundo natural son algunos de los factores más relacionados con el bienestar, entre otros.

Como ya he hablado de la importancia de los valores y del trauma y del papel que desempeñan en cómo te sientes en la actualidad, simplemente mencionaré otras «conexiones» que cultivar.

- Por un lado, **la conexión con nuestro rol profesional**. Sé de primera mano, porque antes de llegar al punto profesional en el que me encuentro he pasado por al menos una decena de trabajos, que el mundo laboral a veces es un terreno difícil. Me parece de suma importancia que no nos dejemos convencer por las expectativas ajenas de a qué trabajo deberíamos aspirar y de cómo debería ser este. Te invito a que, sea lo que sea en lo que trabajes o tengas que trabajar, te preguntes qué te aporta y si para ti tiene sentido. He conocido a personas que se han sentido tremendamente realizadas trabajando en un bar porque ahí podían dar rienda suelta a su parte más carismática, parlanchina y dicharachera. También otras que, teniendo puestos muy bien pagados y reconocidos, no se sentían realizadas en su trabajo. Así que busca lo que a ti y solo a ti te haga sentir bien. Más allá de eso, no dejes que un trabajo te atrape por miedo. Es verdad que el panorama económico actual quizá no sea el mejor, pero si tienes la oportunidad de reinventarte para hacer algo que te gusta, hazlo. Recuerdo que hace unos años me planteaba estudiar otra carrera porque en psicología no veía muchas oportunidades. Fue entonces cuando leí algo en un foro que se me quedó grabado. Una persona había escrito algo así: «Oye, tengo casi treinta y cinco años, ¿no es demasiado tarde ahora para ponerme a estudiar otra carrera, máster y buscar un nuevo trabajo?». Otra le respondía: «Mira, suponiendo que acabes con cuarenta y uno o cuarenta y dos años, todavía te quedarán más de veinte para jubilarte. Fíjate si tienes tiempo por delante para trabajar de lo que te gusta». Comprendí que el trabajo es una parte que ocupa muchísimo tiempo en la vida y en la que merece la pena poner especial atención.

- Por otro lado, tenemos **la conexión con la naturaleza**. El otro día hablaba con una compañera psicóloga. Me contaba que estaba a punto de mudarse a la sierra de Madrid y de abandonar la ciudad. Me decía que se había dado cuenta de que quizá vivir rodeada de cemento había estado afectando a su salud (recuerda a qué me refiero con salud). Me sentí absolutamente identificada. Me fui a vivir al campo hace un año. Vivía en Valencia y comprendí que el ruido y la estimulación constante de la ciudad me estaban pasando factura. Las ciudades no son nuestro hábitat natural y, cuando estamos mucho tiempo en ellas, nos pasa como a un pez que vive en agua envenenada. Normalizamos vivir rodeadas de ruido y contaminación porque es el lugar en el que muchas nos hemos criado o habitamos. Pero nos acaba haciendo daño. Como el pez que cada vez está peor y no sabe por qué, pues el agua siempre fue su hábitat. Aunque a veces no podemos realizar este tipo de movimientos vitales ni siempre queremos hacerlo, sí podemos actuar sobre lo que está en nuestra mano. Si quieres mejorar tu salud mental, vas a tener que pasar tiempo en la naturaleza, porque ese es el lugar al que pertenecemos. Reconectar con la naturaleza, observarla, interactuar con otros seres vivos no humanos te hará sentir mejor.

- Las **conexiones sociales** son la pieza fundamental de este rompecabezas. Sin ellas, es completamente imposible mantener la cordura. Las conexiones sociales incluyen socializar, algo tan importante como respirar. Saludar al vecino, hablar con el panadero, escribirnos por WhatsApp con una amiga, estar un rato por la noche con nuestra pareja. Si eso no existe, nuestro cuerpo enferma. Pero la socialización no es suficiente. Necesitamos también conectar. Es decir, sentirnos comprendidas y acompañadas por nuestro entorno. No simplemente hablar con nuestro entorno y ya, sino tener una verdadera experiencia de conexión. Hay bastantes personas que vienen a consulta diciendo que se sienten solas y no lo entienden porque están rodeadas de gente. Dicen: «¿Cómo puedo sentir soledad si vivo con mis padres y tengo pareja y amigas?». La soledad muchas veces aparece porque lo que falta no es socialización, sino intimidad y vulnerabilidad. Eso quiere decir poder compartir también nuestras partes oscuras. Poder decir: «Tía, ¿sabes qué? Me dio mucha envidia que mi amiga se quedara embarazada porque yo no puedo». Dejarnos caer cuando estamos tristes y cagarnos en todo cuando nos enfadamos. Y también poder compartir nuestro momento vital, nuestras metas, nuestros logros y nuestras esperanzas con personas que están viviendo lo mismo que nosotras.

NUTRICIÓN SALUDABLE PARA CUERPO Y ALMA

Esto no es un libro de nutrición ni pretendo que lo sea. Así que tocaré este punto desde una perspectiva en la que sí me manejo: la conducta alimentaria. La nutrición se ocupa de conocer qué grupos de alimentos son mejores, encontrar las combinaciones más acertadas y ayudarnos a través de la comida a incrementar nuestra salud. La conducta alimentaria es por qué comemos o no comemos y cuál es nuestra relación con la comida. El problema que encuentro con lo que ocurre con el tema de la nutrición es que se reduce el término de salud directamente a la salud física, o lo que es peor, al peso. Sin ánimo de desmerecer a mis compañeras nutricionistas: la carrera de Nutrición necesita una buena dosis de psicología.

Somos muchas las psicólogas que nos encontramos en consulta a pacientes que vienen a terapia por problemas con la comida derivados de haber acudido a un profesional de la nutrición. El principal motivo es que hay muchas nutricionistas que están tan obsesionadas con la calidad de los alimentos y con el peso que se olvidan de que la salud es mucho más que eso. De hecho, me gustaría dejar un par de cosas muy muy claras:

- La primera es que el peso no es un medidor de salud. No podemos saber ni los hábitos de vida ni el estado de salud de una persona por el peso que tiene. Sí, el sobrepeso es un factor de riesgo para desarrollar determinadas enfermedades. Pero solo es eso: un factor. No es una relación causal. Igual que es un factor de riesgo fumar o vivir en una ciudad contaminada.

- La segunda es que las dietas no funcionan. De hecho, en la mayoría de los casos solo sirven para empeorar la salud mental de aquellos que las practican. La mayor parte de personas que hacen dietas son dietistas crónicos que han pasado de una dieta a otra sin éxito. Desde mi punto de vista, las dietas fracasan sobre todo por una razón: no fomentan la conexión con nosotras mismas, sino la desconexión. Fomentan que comamos lo que hay en una lista que nos dan, sin aprender en realidad el valor que tienen esos alimentos. Fomentan que no sepamos escuchar nuestras señales de hambre y saciedad. Nos alejan de comer de forma intuitiva, ya que, aunque parezca raruno, nuestro cuerpo sabe qué necesita en cada momento. Con las dietas dejamos de escuchar nuestras sensaciones corporales y provocan que nos desconectemos de ellas. Todo ello hace que no sepamos atender nuestro cuerpo tal como se merece.

Por supuesto que creo que las personas podemos aprender a elegir mejor qué alimentos comemos. Esa debería ser, tal como yo lo veo, la labor de los nutricionistas: informar sobre qué alimentos son más nutritivos y se adecúan más a las necesidades de cada persona. Pero decirle a alguien qué y cómo tiene que comer puede hacer que se obsesione. En los peores casos, eso lleva a trastornos de la conducta alimentaria. Porque nuestro cuerpo es inteligente y tiende al equilibrio y, si le hacemos pasar hambre, acabará teniendo atracones para compensar esas calorías. Jugar con la comida puede hacernos entrar en bucles. Recuerda que la flexibilidad y la escucha interna te llevarán por un camino más saludable.

EJERCICIO FÍSICO

No vengo a contarte los beneficios del ejercicio físico. Seguro que ya te han dicho miles de veces que hacer deporte es bueno para el cuerpo y la mente. Lo que me interesa, una vez más, es que te preguntes por qué y para qué haces o no ejercicio físico.

Si este no forma parte de tu vida, creo que es un buen momento para cuestionarte por qué. Quizá tu autocuidado hasta este momento no haya sido el mejor. Tiene todo el sentido cuando crecemos en familias donde no se da prioridad a eso. También puede ser que lo hayas dejado al margen por haber tenido que priorizar otras cosas o que no hayas encontrado el deporte o la actividad que de verdad disfrutas haciendo. Igual esta es la señal que necesitabas para apuntarte a clases de baile, a CrossFit o a cualquier otra actividad que implique movimiento. Te aseguro que vas a notar que tu salud mejora.

Si ya haces ejercicio y, sobre todo, si eres muy muy constante, me gustaría preguntarte: «¿Qué quieres conseguir al hacerlo?». Sé honesta contigo misma. Si el foco principal es cambiar tu cuerpo, quizá acabes entrando en obsesiones que no te permiten disfrutar de lo que haces, si no te ha pasado ya. La obsesión puede hacer que esa rutina de deporte no esté siendo saludable porque lo que no es saludable para tu mundo interno tampoco lo es para tu cuerpo.

El ejercicio físico no constituye un castigo, sino una celebración de todo lo que podemos hacer y conseguir con nuestro cuerpo. ¿Qué tal si vamos dejando a un lado las metas que tienen que ver con la apariencia física y nos centramos en otro tipo de retos? Estoy segura de que a tu *self* le hará feliz ver que nutres lo que de verdad es importante para ti. Estoy segura de que, aunque sea en el fondo, no es la apariencia de tu cuerpo.

RESUMEN:

> **QUERIDA LECTORA:**
>
> ¿Cómo estás? ¿Cómo te sientes después de haber leído este capítulo? En esta ocasión, en lugar de despedirme haciendo yo una reflexión, me encantaría que pudieras hacerla tú. Así que aquí te dejo un ejercicio como colofón para que puedas plasmar lo que sea que este capítulo haya podido enseñarte. Espero que haya sido nutritivo.

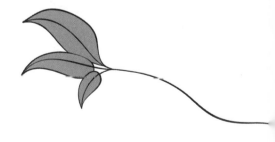

Ejercicio. ¿Cómo te ha hecho sentir este capítulo? Si tienes dudas, puedes mirar la rueda de las emociones para ver qué palabra o palabras puedes ponerle a ese sentimiento.

¿Qué mensaje crees que puede estar teniendo esta emoción que sientes en este momento?

¿Qué es lo que más te ha llamado la atención y por qué?

De todas las prácticas que te he mostrado, ¿cuáles crees que necesitas poner en marcha en tu vida?

¿Qué obstáculos crees que pueden aparecer cuando empieces a aplicarlas?

¿De qué forma puedes sobreponerte a esos obstáculos cuando aparezcan?

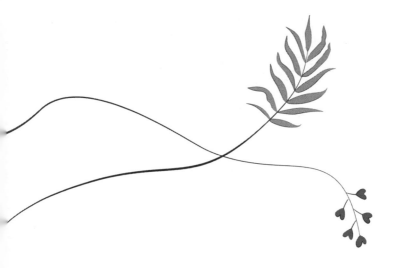

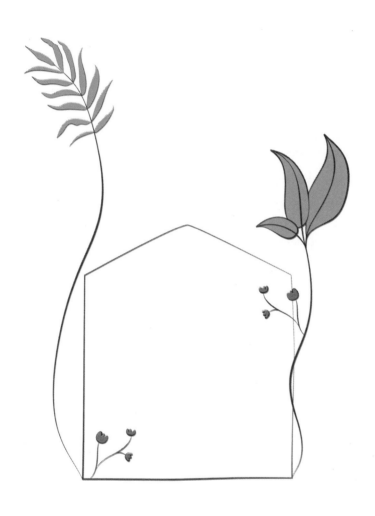

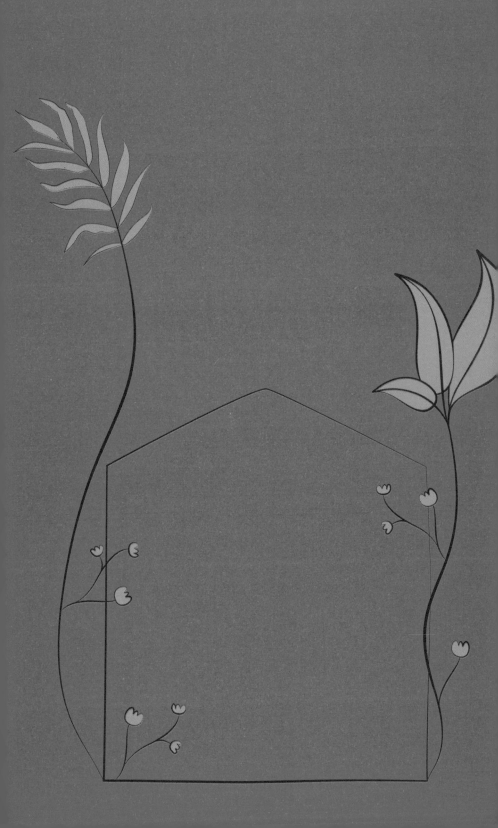

HACIA EL FUTURO: CÓMO DEJAR MEJOR A LOS QUE VIENEN

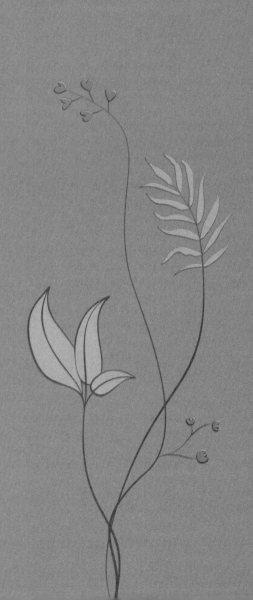

TRAUMA TRANSGENERACIONAL: O CÓMO TRANSMITIMOS LO QUE NOS HA PASADO A LAS PRÓXIMAS GENERACIONES

Cuando hablamos de trauma, muchas veces nos referimos a heridas que nos han dejado otras personas. Lo curioso es que, en muchas ocasiones, estas han sufrido exactamente lo mismo que hacen. Por ejemplo, los padres que invalidan a sus hijos muchas veces solo están replicando lo mismo que les han hecho a ellos. Muchos padres y madres se sorprenden diciendo justo las mismas frases que les decían sus progenitores. Incluso aunque sepan que no son buenas para sus hijos.

Esta repetición de patrones ocurre porque, cuando no nos cuestionamos la forma en la que nos han criado y las consecuencias que eso ha tenido, nos limitamos a normalizar cómo ha sido nuestra vida. Al hacer esto, acabamos comportándonos igual porque no vemos la gravedad ni la importancia que tiene hacer algo diferente.

Cuando profundizamos más —y después del rato que llevamos juntas creo que podemos hacerlo—, vemos que esa normalización es en realidad una estrategia de protección. Ante el dolor, aparece a veces una parte protectora que nos dice: «Bueno, lo que hicieron no fue para tanto». Por eso también es tan común encontrar personas que manifiestan: «Yo no tengo ningún trauma» o «A mí mis padres me pegaban y no ha pasado nada». Eso es porque hay una parte de sí mismas que se encarga de minimizar y negar el trauma de lo que han vivido precisamente para evitar encontrarse con el dolor.

Otra razón por la que repetimos patrones que hacen daño a nuestros hijos, por ejemplo, es porque desarrollamos partes internas idénticas, o al menos muy parecidas, a las de nuestros padres. Por ejemplo, recuerdo el caso de una paciente que, aunque era una persona sensible, amante de los animales y muy consciente de su propio dolor, tenía una parte fuerte que había aprendido de sus padres y que le hacía parecer a veces lo contrario. Cuando esa parte fuerte salía en sesión, decía cosas como «Bueno, eso tampoco es para tanto, eh», «Ya se me pasará» o «Es que no se puede ser así». También me contaba que algunas personas la veían como alguien más fría de lo que ella se sentía en realidad. En este caso, esta paciente no tenía hijos ni intención de tenerlos. Pero sí sobrinos y animales. Tengamos o no tengamos hijos, siempre podemos influir en otras personas de una forma u otra. Les estamos enseñando unos u otros patrones, dependiendo de si nuestra vida la dominan las partes exiliadas y protectoras o, en cambio, nuestro *self*. **Cuando somos conscientes de nuestros patrones heredados, en muchas ocasiones nos convertimos en la única persona de nuestra familia dispuesta a romper el ciclo del dolor heredado.**

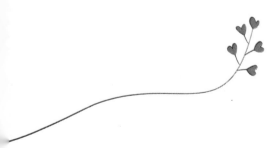

¿CRIANZA CON APEGO? LO QUE ES EL APEGO EN REALIDAD

No existe la crianza con apego, como tampoco la crianza sin apego. Hay apego siempre, en todas las relaciones.

El apego es el vínculo que se establece en primer lugar entre un bebé y su figura principal de afecto, que suele ser la madre. Aunque también es el lazo que se establece entre dos personas adultas, se investigó primero en bebés. En función de cómo había sido ese vínculo entre bebé y mamá, se vio que las criaturas se comportaban de formas distintas. Se descubrió que esa forma de vincularse que los niños habían aprendido en su infancia se extrapolaba después a la vida adulta.

A través de experimentos, los investigadores pudieron demostrar que existen cuatro tipo de apego. O lo que es lo mismo, las personas, al vincularnos, lo hacemos de cuatro formas distintas. No se trata de categorías diagnósticas ni es una clasificación en la que caben todas tus relaciones. Es una orientación que sirve para entender cómo nos vinculamos con cada persona e incluso para, mirando hacia atrás, comprender cómo se vincularon nuestros padres con nosotras.

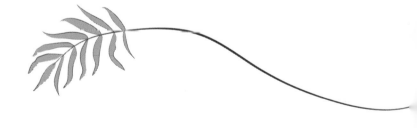

TIPOS DE APEGO

EL ESTILO DE APEGO ANSIOSO	
Cómo se puede ver en el presente	· Tiene miedo al abandono. · Busca el contacto constante. · Pide que le reaseguren el amor, el cariño, el contacto. · No confía en sí misma, sino más en sus figuras de apego.
Cómo se ve de bebé	· Llora cuando no está el cuidador. · Lleva mal la separación. · Los extraños no lo pueden consolar. · Solo quiere estar con mamá o papá.
Cómo han sido las figuras de apego	· Excesivamente protectoras. · No dejan que el niño explore. · Cuando el niño tiene un percance, los padres se desregulan a nivel emocional.

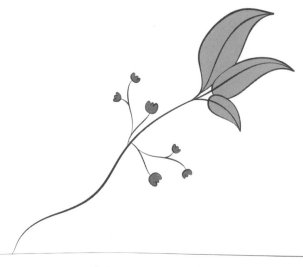

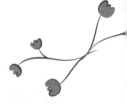

EL ESTILO DE APEGO EVITATIVO	
Cómo se puede ver en el presente	· Excesiva independencia o autonomía. · Miedo a la intimidad (en el sentido de conexión emocional con otra persona y compromiso). · Miedo a que otras personas la invadan. · Confía en sí misma, mas no en los demás.
Cómo se ve de bebé	· Se queda con extraños sin problema. · No conecta a nivel emocional con quienes juega. · Cuando vuelve el cuidador, no se inmuta. · Trata a extraños y al cuidador casi igual.
Cómo han sido las figuras de apego	· Alientan que el niño sea independiente. · No lo consuelan casi nunca, más bien son invalidantes y fríos. · Minimizan su sufrimiento.

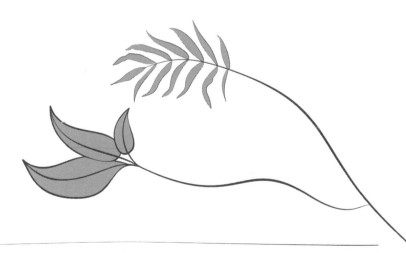

EL ESTILO DE APEGO DESORGANIZADO	
Cómo se puede ver en el presente	· Miedo a la intimidad y también a la separación. · Busca el contacto y rehúye cuando lo tiene. · Estrategias de regulación emocional externas a los vínculos y a una misma (por ejemplo: drogas, trabajo, conductas temerarias...).
Cómo se ve de bebé	· Comportamientos contradictorios como acercarse a la madre, pero sin mirarla. · Miedo a explorar. · Miedo a los cuidadores.
Cómo han sido las figuras de apego	· Castigadores e infunden miedo. · Malos tratos: gritos, golpes, abusos... · Desregulados a nivel emocional.

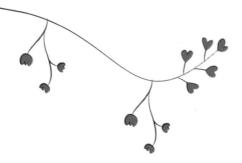

EL ESTILO DE APEGO SEGURO	
Cómo se puede ver en el presente	· Buena tolerancia a la intimidad y búsqueda de ella. · Necesita y disfruta también de la autonomía. · Sabe cómo regularse a nivel emocional.
Cómo se ve de bebé	· Muestra preferencia por su cuidadora. · Puede responder bien ante extraños. · Explora volviendo a su cuidadora.
Cómo han sido las figuras de apego	· Permiten y apoyan la exploración. · Están disponibles. · Ayudan a regular emociones.

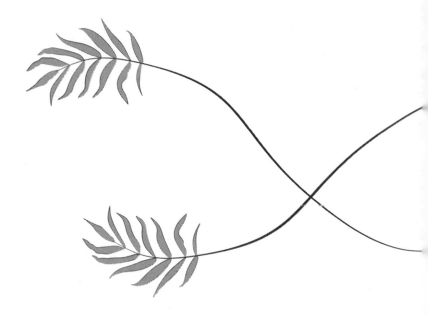

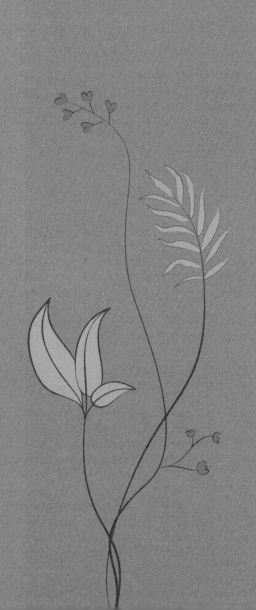

TU ESTILO DE APEGO EN LAS RELACIONES Y CÓMO MEJORARLO

Los tipos de apego ansioso, evitativo y desorganizado son estilos de apego llamados «inseguros», que hacen que acabemos sufriendo, por diferentes razones, cuando nos vinculamos en nuestras relaciones.

Que identifiques, por ejemplo, un estilo de apego en concreto que tienes con tu madre o con tu pareja no quiere decir que:

- Tu estilo de apego sea ese desde siempre y hasta siempre. La forma de vincularnos es algo plástico, que cambia e incluso que puede repararse dentro de las relaciones. De hecho, una de las cosas más sanadoras que tiene la terapia es estar en un espacio seguro con una persona que te enseña, a través del ejemplo, lo que significa el apego seguro.
- Tu estilo de apego vaya a ser o sea el mismo con todo el mundo. De hecho, es bastante habitual que establezcamos un tipo de apego u otro en una relación dependiendo de la persona con la que nos vinculamos. Eso tiene que ver con la historia que tenemos a las espaldas con esa persona, cómo es la relación y cómo nos hace sentir.

El objetivo de esta parte del libro es que detectes si estás teniendo un estilo de apego más inseguro con alguna de tus relaciones para que así puedas propiciar que pasen a tener un apego seguro. Aunque eso no solo dependerá de ti. Las relaciones siempre son de dos o más personas, y eso supone que los demás también tienen que hacer su trabajo. Pero es verdad que, en las relaciones, cuando uno cambia «para bien», de alguna forma empuja al otro a hacer lo mismo y a adaptarse a la nueva realidad de la relación. Aunque no siempre se consigue, merece la pena intentarlo.

EL APEGO ANSIOSO EN LAS RELACIONES

Cuando identificamos un estilo de apego ansioso en las relaciones, suele ser porque sentimos que estamos muy enganchadas a ese vínculo. Como si hubiera un pegamento que nos impidiese alejarnos de esa persona, incluso cuando es la mejor opción. No hablo de distanciarnos solo a nivel físico, sino también emocional. El apego ansioso nos lleva a tener muy en cuenta a la otra persona. Tanto que nuestra mirada está puesta en el otro todo el rato y no en nosotras mismas.

Voy a contarte cómo detectar un apego inseguro ansioso en las diferentes relaciones importantes que hay en tu vida y cómo puedes empezar a convertirlas en espacios más seguros.

Apego ansioso en la pareja:
- Necesito saber todo el rato de la otra persona.
- Tengo miedo frecuente a que me deje o me abandone.
- Me gusta pasar todo el tiempo que puedo con esa persona.
- Si no me llama o no me manda un mensaje, mi mundo tiembla.
- Dejo casi sin darme cuenta a mis amistades y a mi familia a un lado por mi pareja.
- No me dedico casi tiempo a mí misma, siempre estoy centrada en la otra persona.
- Le pido constante reaseguración. Por ejemplo, le pregunto si me quiere, si de verdad desea estar conmigo... Aunque me diga que sí, vuelvo a preguntarle.

Apego ansioso en las amistades:
- Necesito estar en contacto todo el tiempo, por ejemplo, vía WhatsApp.
- Si me ocurre algo, al instante necesito hablarlo con mis amistades.

- Me siento fácilmente excluida si, por ejemplo, me entero más tarde de un plan.
- No acepto que mi grupo de amigos está cambiando.
- Me aferro a relaciones que en realidad no me gustan demasiado o no me hacen tanto bien.
- No sé estar sola, siempre estoy por ahí con una persona u otra.

Apego ansioso en la familia:
- Llamo a mi madre, padre o hermano cada vez que tengo un problema para que lo resuelva.
- Dejo cualquier cosa para poder estar pendiente de mi familia.
- No me dedico apenas tiempo: mi familia lo absorbe todo.
- Me da miedo independizarme por alejarme de mi familia.
- No sé decirles que no, acepto todo lo que me piden.
- No puedo pasar un día, dos o tres sin hablar con mi madre, padre o hermano.
- No sé hacer cosas sin pedirles opinión.

Si has detectado apego ansioso en alguna de tus relaciones...

En primer lugar, te voy a recordar que revises si esas relaciones son sanas. En muchas ocasiones, el apego ansioso no tiene que ver tanto contigo como con el tipo de relación que tienes. El apego ansioso se desarrolla con facilidad en relaciones intermitentes. Eso es, en relaciones en las que la otra persona solo nos da amor, cariño o atención a veces o cuando le viene bien. Por ejemplo, tu pareja podría estar construyendo una relación intermitente contigo si en ocasiones te habla y otras no, te deja tirada de repente en planes, a veces te quiere mucho, pero otras dudas seriamente de que sea así... Esa intermitencia produce adicción. Es el mismo mecanismo que se utiliza en las máquinas tragaperras para que sean altamente adictivas. Echas monedas una y otra vez, y no suele salir nada, pero hay veces en las que ganas un premio. Esa recompensa intermitente es la que nos mantiene día a día echando la moneda con la esperanza de que salga algo.

Así que, lo primero para poder desarrollar un apego más seguro es cerciorarte de que estás en el lugar correcto. Después, podemos utilizar la técnica de exposición progresiva a aquello que nos da miedo. No te preocupes si todavía no entiendes a qué me refiero, lo vas a comprender enseguida.

La técnica de exposición progresiva consiste en exponernos, de forma gradual, a aquellas cosas que nos producen miedo o ansiedad. Esto es muy útil porque, a medida que nos abrimos, nos vamos sintiendo más capaces de seguir haciéndolo. Eso mejora nuestra sensación de realización personal, al mismo tiempo que vamos perdiendo el miedo y ganando confianza de manera progresiva.

Además de esa exposición gradual a nuestro miedo, que tiene que ver con permitirnos vernos en situaciones que nos producen malestar, también tendremos que dejar de hacer cosas para evitar sentir ese miedo. Me explico. Cuando tememos que nuestra madre tenga un accidente con el coche volviendo a casa, por ejemplo, tendemos a elegir alguna vía rápida para aliviar ese miedo. Puede ser llamar por teléfono, mirar si el coche está aparcado o cualquier otra comprobación que nos ayude a saber que nuestra madre está bien. Sin embargo, a largo plazo, esa inofensiva comprobación hace que nuestro miedo aumente. Así como que cada vez tengamos más necesidad de hacer algo para dejar de experimentar esa preocupación que surge. Por eso, además de la exposición progresiva, es importante la prevención de respuesta. Te cuento. **La prevención de respuesta consiste en dejar de hacer esas conductas que nos ayudan a rebajar el miedo a corto plazo, pero que a largo plazo lo fomentan.**

En el caso del apego ansioso, el miedo fundamental es el abandono, la pérdida y la soledad. La exposición, por tanto, deberá tener que ver con esto. Por ejemplo, si pasas el día pendiente de

WhatsApp y de que tu pareja te escriba, una exposición interesante sería dejar el teléfono en casa y enfrentarte al no saber. Esto también te permitirá estar más pendiente de ti misma. Si tienes miedo a quedarte un viernes sola en casa sin plan, la exposición puede empezar por aislarte algún rato entre semana, hasta que logres quedarte un viernes y disfrutar de ese plan contigo misma. Si se da alguna situación en la que es inevitable que sientas miedo, entonces tendrás que eludir responder como sueles hacerlo e intentar realizar algo alternativo. Por ejemplo, si sueles mandar ese WhatsApp a tu pareja, puedes probar a no hacerlo y, en su lugar, escribir en una libreta o en las notas del móvil cómo te sientes.

Te propongo un ejercicio para practicar la exposición. El objetivo es que puedas ver cuáles son las conductas que llevas a cabo y que hacen que el miedo a la pérdida se mantenga, de una forma u otra.

Ejercicio. ¿Qué miedos tienes en tus relaciones de amistad, pareja, familia...? (En este caso, escoge esas relaciones en las que identifiques el apego ansioso).

¿De qué formas los previenes o tratas de evitarlos? Por ejemplo: «Escribo a mi pareja varias veces cuando se va de cena, compruebo si han visto mi mensaje en el grupo de amigos, llamo a mi madre para saber que ha llegado a casa...».

¿Qué ejercicios de exposición puedes hacer a partir de la pregunta anterior? Por ejemplo: «Guardar el móvil en el cajón con sonido por si me llama mi pareja, pero no mirarlo ni revisar si han visto mi mensaje, dejar de llamar cada día a mi madre...».

EL APEGO EVITATIVO EN LAS RELACIONES

El apego evitativo, en cambio, se vive como una especie de barrera invisible. Es algo que en muchas ocasiones nos impide conectar con los demás, quererlos y dejarnos querer. Es más bien una muralla que nos separa de quienes queremos. A continuación, vamos a ver cómo se vive este tipo de apego en las diferentes relaciones y cómo mejorarlo.

Apego evitativo en la pareja:
- Por lo general, me siento muy bien estando soltera.
- Cuando conozco a alguien, me da miedo que acabemos siendo pareja.
- Tengo miedo al compromiso y a lo que eso supone para mí.
- Temo perder mi independencia y mi espacio.
- No me suele gustar mostrarme vulnerable, por ejemplo, llorando o sintiéndome mal por algo.
- Me suele costar acompañar y validar a los demás cuando tienen un problema.
- A menudo siento que mi pareja pide más de mí de lo que yo puedo dar.

Apego evitativo en las amistades:
- No suelo contarles a mis amigos cómo me encuentro de verdad.
- Me siento más cómoda moviéndome en conversaciones superficiales, aunque en el fondo, me gustaría llegar a temas más profundos.
- No creo que tenga un vínculo muy fuerte con casi nadie.
- No suelo saber cómo actuar cuando alguien me cuenta algo duro o complicado.

Apego evitativo en la familia:

- Me siento fácilmente controlado o vigilado por mi familia.
- Nunca me he planteado ni me plantearía llorar o mostrar alguna emoción difícil delante de ellos.
- Casi nadie habla de cómo se siente en realidad.
- No suelo contar dónde estoy ni que hago, ni suelo preguntar a los demás por ello.

Si has detectado apego evitativo en alguna de tus relaciones...

Es normal que tu apego sea inseguro o, en este caso, evitativo si los vínculos que mantienes no son vínculos seguros, es decir, espacios donde puedes ser tú misma, donde puedes mostrarte, donde te sientes validada...

El foco central del apego evitativo es el miedo a la intimidad. Por lo general, un apego evitativo muy extendido nace de una escasa conexión emocional con nuestros padres. Es decir, de habernos criado en lugares en los que no había mucho cariño, donde no se daban cuenta de cómo nos sentíamos ni compartíamos intimidad de ningún tipo. Eso hace que después, en la vida adulta y en nuestras relaciones, la cercanía parezca peligrosa de alguna forma.

Por tanto, mostrarte en toda tu plenitud va a ser un aprendizaje que te permitirá poco a poco, a través de la exposición de la que hablábamos antes, crear una relación segura. Ese mostrarte plenamente puede incluir decir cómo te sientes, llorar delante de otras personas, dejar que otros conozcan aspectos más íntimos de ti (por ejemplo, algún evento duro de tu vida) o cualquier cosa que suponga que vean tu vulnerabilidad e intimen contigo.

Para hacer la exposición esta vez también tendrás que detectar primero tus miedos. Si te da mucho miedo, por ejemplo, comunicar a tu pareja cómo te sientes, empieza por cosas muy pequeñitas («Prefiero que hablemos un ratito más ahora»), para acabar compartiendo los momentos difíciles de tu vida o que te hacen sentir más vulnerable. La exposición es progresiva. Lo cual quiere decir que haremos siempre gestos y acciones pequeños, para después pasar a otros que nos cuestan más. Hacerlo así permitirá que te habitúes y que no se te haga tan complicado.

Para acabar esta parte de apego evitativo, te contaré algo. Yo misma tengo, o más bien tuve, una clara tendencia evitativa en mi relación con Sergio, mi pareja. Y yo misma pude comprobar lo reparador que es mostrarse. Cuando nos abrimos plenamente en nuestras relaciones, construimos un espacio honesto en el que por fin podemos sentirnos queridas tal y como somos. Si solo mostramos nuestros talentos, nuestras cosas buenas o lo que sabemos que al otro le gusta, ni le damos ni nos damos la oportunidad de que nos quiera de verdad. Solo nos podrá querer a medias. Porque solo podrá ver nuestras luces. Cuando dejamos sacar esas partes internas protectoras y exiliadas, consentimos que la otra persona vea también lo que no nos gusta. Eso permite que sintamos, en muchos casos y siempre que esas partes sean acogidas con cariño, que no hay nada malo en nosotras.

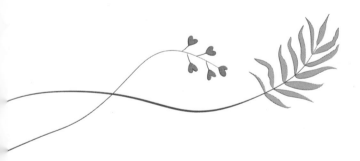

Ejercicio. Vamos a repetir exactamente el mismo ejercicio que hemos hecho sobre el apego ansioso, pero aplicado a la lógica del apego evitativo. Aquí te doy algunos ejemplos para poder hacer la exposición:

¿Qué miedos tienes en tus relaciones de amistad, pareja, familia...? (En este caso, relacionadas con el apego evitativo podría ser miedo a perder la autonomía, a que descubran partes de mí...).

¿De qué formas los previenes o tratas de evitarlos? Por ejemplo: «Cuando empiezo una relación, la abandono al poco; cuando me preguntan por algo, desvío la atención; no hablo con mis amigos de las cosas que me duelen...».

¿Qué ejercicios de exposición puedes hacer a partir de la pregunta anterior? Por ejemplo: «Comprometerme a seguir conociendo poco a poco a esa persona a la que evito conocer, responder a alguna pregunta más íntima, decir cómo me siento en una conversación sin que me lo pregunten...».

EL APEGO DESORGANIZADO EN LAS RELACIONES

El apego desorganizado es el apego inseguro más complicado de gestionar. Como te enseñé en la tabla, en muchas ocasiones se crea a través de la relación con unos cuidadores que ejercen violencia. El apego desorganizado es algo así como «Necesito vincularme porque soy humana, pero al mismo tiempo no puedo porque me han dañado mucho». Es querer y no poder. Querer estar en una relación y, al mismo tiempo, no poder. Porque en el pasado las relaciones fueron demasiado difíciles y hay una parte de nosotras que no quiere exponerse a ese dolor. Veamos cómo se ve el apego desorganizado en diferentes tipos de relaciones y cómo podemos trabajarlo.

Apego desorganizado en la pareja:
- Establezco relaciones supercaóticas y problemáticas.
- Siento que genero relaciones de mucha dependencia, con mucho apego y donde al mismo tiempo busco mucha distancia, pongo un muro.
- A menudo las personas con las que me vinculo tienen también un pasado lleno de trauma vincular.
- Cuando estoy excesivamente cerca de la otra persona a nivel emocional, acabo haciendo algo para provocar una separación.
- Tengo altibajos emocionales constantes provocados por mi relación de pareja.

Apego desorganizado en las amistades:
- No sé cómo mantener una linealidad con mis amistades.
- A veces siento que no sé cómo cuidar mis relaciones y que siempre surgen problemas.
- Cuando alguien no cuenta conmigo, me pongo muy susceptible, pero a veces sí me avisan y tampoco aparezco ni quiero formar parte.
- Me cuesta mucho mantener una amistad en el tiempo.

Apego desorganizado en la familia:
- El pasado con mi familia es muy difícil, hay mucho dolor.
- Hay muchas personas en mi familia que tienen problemas.
- No sé lo que es tener una relación del día a día con casi nadie de mi familia.
- No me siento cercana, aunque me gustaría estarlo. Pero sé que no me vendría bien.

Si has detectado apego desorganizado en alguna de tus relaciones...

El apego desorganizado puede entenderse en muchos casos como una mezcla entre los dos apegos inseguros que te contaba antes.

Por un lado, tendrás que trabajar para ganar autonomía. Muchas veces en el apego desorganizado también existe ese miedo al abandono y esa necesidad de fusión. Aprender a estar sola y hacer esos ejercicios de exposición que proponíamos para el apego ansioso te ayudará a ganar confianza en que la distancia con otras personas también es segura.

Además, la cercanía cuando tenemos apego desorganizado con alguien puede resultar también muy difícil de conseguir. Por eso también hay que trabajar mucho en la línea del apego evitativo: aprende a mostrarte, a pedir ayuda y a estar, en definitiva, de forma más íntima con alguien.

Si has detectado que tienes apego desorganizado con una persona o varias, es probable que necesites poner muchos límites con tu entorno y elegir muy bien con qué personas quieres seguir vinculándote. Las relaciones donde hay apego desorganizado suelen ser muy caóticas. Ese caos mantiene a nuestro sistema nervioso en una montaña rusa y eso no ayuda a que puedas estar bien y en calma.

En el apego desorganizado, será de vital importancia trabajar la autoestima, el autocuidado, los límites y todo lo que hemos ido revisando juntas, ya que, muchas veces, la tendencia a tener este apego parte de experiencias difíciles en la infancia que necesitan trabajarse en profundidad.

Ejercicio. En este caso, la propuesta de ejercicio es hacer los dos anteriores, el de apego ansioso y el de apego evitativo. Si hace falta, deberías darle un repaso a algunos conceptos que ya hemos comentado a lo largo del libro como límites, regulación emocional, autocuidado...

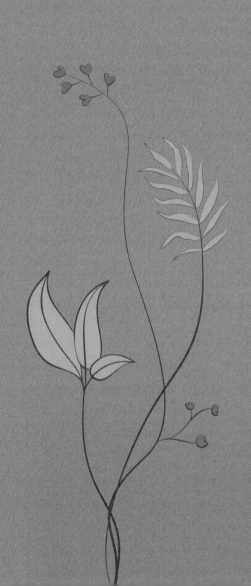

CÓMO CREAR CON MIS HIJOS UNA RELACIÓN FUERTE Y SANA, O LA QUE A TODOS NOS HUBIERA GUSTADO QUE NUESTROS PADRES HUBIESEN CONSTRUIDO

Recuerdo una mamá que acudió a consulta muy preocupada. Me decía: «Ascen, tengo mucho miedo a estar haciendo que mi hija desarrolle un apego inseguro».

En esta conversación fue en la que le introduje el término de «madre suficientemente buena». Es un término que se usa en psicología para designar a aquellas madres que, como dice el concepto, lo hacen suficientemente bien, tanto como para que sus hijos crezcan con una buena salud mental y emocional e incluso puedan desarrollar un apego seguro.

Como el propio término indica, basta con ser suficientemente buena para que las cosas puedan ir bien. No hace falta ser perfecta. Porque, de hecho, la perfección no existe y no se sabe tampoco lo que es.

Quizá estés pensando: «Vale, no hay que ser perfecta, eso está claro. Pero ¿qué hay que hacer entonces para ser una madre o padre que construya un apego seguro con sus hijos?».

Voy a contarte cuáles son los pilares sobre los que se construye el apego seguro para que puedas ponerlos en práctica con tus hijos. Las bases del apego seguro son iguales para todas las relaciones que queramos construir, así que, si no tienes hijos, lo que te voy a contar también te sirve para ponerlo en práctica con tus sobrinos, tus amigos o con quien tú quieras.

CÓMO CONSTRUIR UN APEGO SEGURO

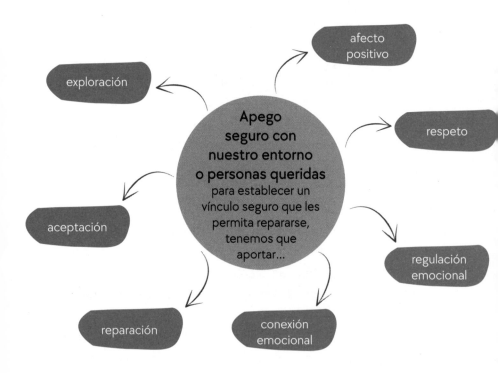

Estas son las bases del apego seguro:

- **El afecto positivo.** Tiene que ver con poder dar cariño, reforzar de manera positiva y hacer ver a la persona sus aspectos destacados. Por ejemplo, dar afecto positivo es decir: «Qué valiente eres» o «Qué bien, has llenado el vaso tú solita». En definitiva, cualquier cosa que pueda recordar a tu hija, sobrina o mascota que ves las cosas que hace bien y que valoras sus progresos y cualidades. Eso la ayudará a reforzar su confianza en sí misma.

Apunte: mi recomendación es que aprendamos a echar piropos que no tengan que ver con el aspecto físico. No nos damos cuenta, pero comentar sobre el físico de los demás, aunque sea una apreciación positiva, puede tener consecuencias muy feas. Por ejemplo, que la persona se valore solo por su físico, que empiece a tener obsesión con ese aspecto o fomentarla si ya la tiene.

Así se podría ver el afecto positivo:

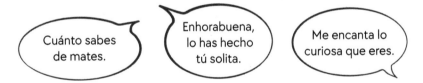

- **El respeto.** Es otro gran pilar del apego seguro. El respeto se muestra no juzgando las creencias, opiniones o reacciones que tiene la persona con la que tenemos el vínculo. No juzgar quiere decir no valorar de forma negativa ni menospreciar una idea o forma de ver las cosas, aunque sea muy diferente a la nuestra.

Así se podría ver el respeto:

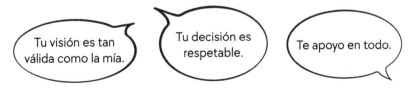

- **La exploración.** Permitirla y alentarla, tanto interna como externa, en nuestras hijas, sobrinas, hermanas, etcétera, las ayudará a ganar autonomía. No se trata de dejar que haga lo que quiera, sino de estar pendientes mientras le permitimos que juegue, toque, se mueva... También darle espacio cuando habla de ella o de sus sensaciones íntimas, y hacerle preguntas que la alienten a mantener y fomentar la curiosidad.

Así se podría ver alentar la exploración:

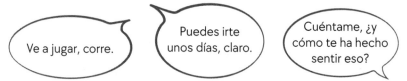

Ve a jugar, corre.

Puedes irte unos días, claro.

Cuéntame, ¿y cómo te ha hecho sentir eso?

- **La aceptación.** ¿Cuántos padres no tienen una expectativa de cómo les gustaría que fueran idealmente sus hijos? Aunque a veces no nos guste, nuestros hijos son personas con sus propios gustos, preferencias y necesidades. Este pilar del apego seguro implica aceptar las cosas que menos nos gustan de ellos, mostrándoles que los seguimos queriendo y apoyando, aunque sus decisiones no sean las que nosotras tomaríamos.

Así se podría ver la aceptación:

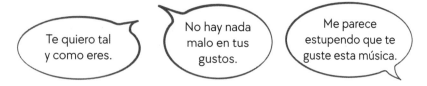

Te quiero tal y como eres.

No hay nada malo en tus gustos.

Me parece estupendo que te guste esta música.

- **La conexión emocional.** Se trata de poder ver y percibir cómo se está sintiendo la otra persona, aunque no esté mostrándolo de forma explícita. Para tener una buena conexión emocional, hay que fijarse en los detalles y hacerle ver a la otra persona que nos damos cuenta de cómo se siente y de si está pasando por un mal momento o una mala racha.

Así se podría ver la conexión emocional:

Veo que estás triste.

Últimamente te noto distante, ¿quieres que hablemos?

Sé que lo que te ha dicho tu primo te ha dolido.

- **La regulación emocional.** Consiste en que, una vez realizada la conexión emocional, podamos aportar a nuestros vínculos esa parte de soporte, acompañamiento y recursos que necesitan para poder aprender a sentir. Se trata de guiarlos en su propia regulación emocional. De esta forma, aprenden que sentir algo desagradable no es el fin del mundo y que pueden hacer cosas para encontrarse mejor.

Así se podría ver la regulación emocional:

¿Respiramos juntas?

Lo que sientes es miedo y es normal que te sientas así.

¿Me das la mano y vamos a ver las flores y los árboles?

- **La reparación.** Este es uno de los puntos clave. Ninguna mamá, papá, tío o tía del mundo es capaz de hacerlo todo siempre perfecto. De hecho, lo normal es que nos equivoquemos y bastante. Pero eso no supone necesariamente traumatizar a nuestros hijos o no ser buenas madres. Puedes ser una madre lo suficientemente buena para tus hijos teniendo en cuenta estos principios de los que te he hablado y, sobre todo, este último: la reparación. No es tan importante que no te equivoques, eso también les enseñará a tus peques que se pueden cometer errores y eso forma parte de la vida. Lo más importante será que aprendas a pedir perdón y a reparar. La reparación en muchas ocasiones no solo consiste en pedir perdón, va más allá. Voy a contarte qué elementos debe tener una buena reparación:

- **Asunción de la responsabilidad.** Si no asumimos que lo que hemos hecho es nuestra responsabilidad, no podremos reparar bien.

Así podría verse la asunción de la responsabilidad:

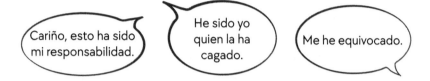

Cariño, esto ha sido mi responsabilidad.

He sido yo quien la ha cagado.

Me he equivocado.

- **La disculpa.** Siempre en primera persona. A veces tenemos la mala costumbre de decir: «Perdón si te has sentido ofendido» y no asumimos la responsabilidad de la que hablábamos en el punto anterior.

Una buena disculpa podría verse así:

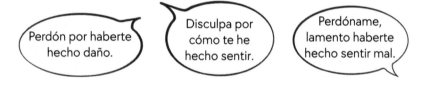

Perdón por haberte hecho daño.

Disculpa por cómo te he hecho sentir.

Perdóname, lamento haberte hecho sentir mal.

- **La muestra de empatía.** Esto también es importante porque la disculpa, para ser sincera, tiene que ir acompañada de empatía y validación. De nada sirve pedir disculpas si le estamos dando a entender a la otra persona, de una u otra forma, que ha exagerado o que no es para tanto lo que le he hemos hecho. Tener empatía no es sentirnos igual que la otra persona, pero sí entender que esta está en su derecho de sentirse como se siente.

Una muestra de empatía podría verse así:

Imagino lo difícil que habrá sido.

Entiendo cómo te sientes.

Tu enfado tiene todo el sentido del mundo.

- **La restauración de la confianza.** Una buena disculpa incluye una restauración de la confianza, siempre que sea necesario. Dependiendo del tipo de equivocación que hayamos cometido, la disculpa tendrá que ser más profunda o menos. Tendrás que valorar, junto con la otra persona, cuánto trabajo requiere poder reparar el error cometido. Algunas veces, los errores que cometemos dejan heridas que no se curan en un día ni tampoco disculpándonos sin más y haciendo lo que te he contado hasta ahora. En ocasiones necesitamos ir un paso más allá y establecer una comunicación con la otra persona que le permita sentirse apoyada en el día a día y que la ayude a restaurar o recuperar la confianza perdida.

La restauración de la confianza podría verse así:

¿Cómo puedo recuperar tu confianza?

Te iré preguntando cómo te sientes con esto.

¿Necesitas que haga algo más por ti?

Llevando a cabo todos estos principios del apego seguro, conseguiremos construir relaciones más sólidas y donde los más pequeños (o los mayores o quien tú quieras) puedan sentirse seguros. Esta labor tendrá una gran recompensa para ellos: crecerán con una buena salud mental, emocional y un sistema nervioso que les permita vivir y no solo sobrevivir. Sabrán regular sus emociones y construir relaciones sanas y duraderas.

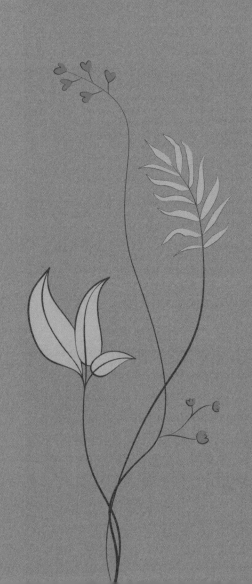

CREANDO Y CUIDANDO AMISTADES

La reparación y el resto de los elementos del apego seguro, como te he comentado antes, no se aplican solo para construir relaciones sanas con los más pequeños. También pueden ser útiles para las relaciones de pareja y las de amistad. De las de pareja ya hemos hablado, así que ahora voy a hacerle un hueco a las amistades.

Cuando somos adultos, parece que el espacio para las amistades va decreciendo. Algunas personas tienen hijos y parejas y no tienen tiempo. Otras están dedicándose a viajar por el mundo. Otras simplemente tienen trabajos a los que dedican muchas horas y responsabilidad. Pero eso no quiere decir que no puedas necesitar ni echar de menos tener amistades cerca. No dejamos de necesitar a nuestros amigos cuando nos hacemos adultas. Los necesitamos siempre. Y está bien si sientes que te gustaría pasar más tiempo con tus amigos o estar más cerca de ellos. E incluso si no tienes amigos y estarías encantada si pudieras hacerlos.

En relación con esto que te cuento, vamos a derribar algunos mitos respecto a las amistades:

- **No hay nada malo en ti si no tienes amigos.** Aunque alguien te haya hecho creer lo contrario. No todas las personas tienen la suerte de encontrarse con las personas correctas en el momento correcto. Que no tengas amigos no quiere decir necesariamente que estés haciendo o hayas hecho algo mal. A veces no coincidimos con aquellas personas con las que podemos ser compatibles o simplemente el paso del tiempo acaba haciendo mella. Si has perdido alguna amistad por haber metido la pata, eso no quiere decir que tengas un problema o que no sepas mantener las relaciones. Si necesitas revisar tu forma de vincularte en las amistades, lo que hemos hablado respecto a los estilos de apego puede ayudarte a entender mejor qué ha pasado o pasa en este tipo de relaciones, por si necesitas incorporar algún cambio que te permita tener relaciones más sanas.

- **No tienes por qué ser feliz solo con tu pareja o con tus hijos si los tienes.** Por muy mayores que nos hagamos, siempre seguiremos siendo seres profundamente sociales. Y no, a muchas personas no les basta solo con tener vida familiar o de pareja. Aunque eso pueda ser muy satisfactorio para algunas, otras necesitan ese ratito de terraza con amigos o tener algunas personas con las que hacer senderismo, pasear, mantener conversaciones profundas... No tienes que conformarte necesariamente con lo que posees, tengas la edad que tengas. Puedes querer hacer vida con amigos e incluso crear más amistades.

- **Las rupturas con amistades pueden doler y mucho.** Por cómo está montada la vida adulta, a veces parece que las amistades son algo muy de segundo plano. Sin embargo, hay relaciones de amistad que son pilares fundamentales para nosotras. Cuando las perdemos o cuando nos distanciamos, aunque sea por motivos externos, a veces duele mucho. Tu duelo es válido siempre, sea por lo que sea o por quien sea. Recuérdalo.

Ya sabes que las claves del apego seguro tienen que estar presentes en cualquier relación que aspire a ser saludable. Pero más allá de eso, como también resaltamos con las relaciones de pareja, hay aspectos propios de las amistades que hay que tener en cuenta. Me voy a apoyar en muchas de las conversaciones que he tenido con mis queridas pacientes y todas las personas que me han contado alguna vez sus dificultades en este tipo de relaciones para intentar extraer las enseñanzas que creo que pueden ser más significativas.

Estos son los retos más comunes a los que nos enfrentamos en las relaciones de amistad:

1. **Los cuidados: necesarios, sí, pero ¿hasta dónde y de qué forma?**
   Todas las relaciones necesitan cuidados. De hecho, yo veo las relaciones como una planta y los cuidados como el agua que la riega. Sin agua, la planta se muere. Igual que las relaciones sin cuidados. En la mayoría de las parejas, aunque no en todas, se establece una prioridad y una jerarquía que nos invita a cuidar a esa persona y ponerla por delante de otras, al menos en lo que respecta a los cuidados. Si nuestra pareja se rompe una pierna y se queda hospitalizada, es muy probable que vayamos casi todas las noches, sino todas, a dormir con él o ella al hospital. Sin embargo, los cuidados que son necesarios en las relaciones de amistad a veces son más confusos. Aquí es donde entra este concepto tan increíble que te quiero explicar, el de **los lenguajes del amor**.
   Los lenguajes del amor fueron propuestos por Gary Chapman, en su libro *Los cinco lenguajes del amor*, donde habla exclusivamente de esto. Según él, existen cinco formas de hacer que la gente se sienta querida y también de sentirnos queridas nosotras. Según Chapman, los cinco lenguajes del amor serían: **palabras de afirmación, tiempo de calidad, regalos, contacto físico y actos de servicio**. Volviendo al tema de las amistades, puede que tu amigo necesite palabras de afirmación y que le recuerdes que es importante para ti y que le quieres para sentirse querido y cuidado, por ejemplo. Saber de qué forma se sienten nuestras amigas queridas y cuidadas nos ayudará a poder darles lo que necesitan y esperan de la relación.

2. **La dependencia: no solo podemos volvernos muy dependientes en pareja.**

Tener un estilo de apego ansioso en una relación es sinónimo de decir que de alguna forma has generado mucha dependencia en esa relación. El concepto «dependencia» me produce un poco de ambivalencia. Lo utilizo para que entiendas lo que digo, pero en realidad la dependencia como tal no tiene nada de malo. Me explico. Los seres humanos, como ya te he contado antes, somos interdependientes. Es decir, nos necesitamos los unos a los otros para sobrevivir y vivir. Esto es normal y no significa ser excesivamente dependiente. Serlo tiene más que ver con poner a una persona en el centro de todo y necesitar tenerla al lado, permíteme la expresión, hasta para cagar. Al igual que un bebé o un niño necesita a su madre o a su padre. Las personas adultas precisamos autonomía: tomar nuestras propias decisiones, tener espacio propio para nosotras, pasar tiempo sin nadie... Si eso no ocurre porque tenemos una relación que lo absorbe todo, estamos siendo excesivamente dependientes. Y esa excesiva dependencia también puede darse en relaciones de amistad. La «típica» relación en la que consultamos absolutamente todo con la otra persona, hablamos todos los días y a veces cada hora del día, necesitamos su aprobación para tomar cualquier decisión incluso a diario... Si te está ocurriendo eso con una amistad, te invito a reflexionar sobre un par de cosas. La primera, ¿qué ocurriría si esa persona no estuviera en tu vida, podrías continuar y apoyarte en otras personas? Y segundo: ¿qué pasaría si entrara la figura de una pareja en su vida o la tuya? ¿Seguiría siendo sostenible la relación?

3. **Aceptar el camino de mis amistades reconociendo nuestras diferencias. También las correspondientes a estar en etapas diferentes.**

Algunas amistades empiezan cuando somos niñas o adolescentes. Otras en la universidad, en el trabajo o en el gimnasio. Todas ellas comparten al inicio un contexto y una etapa vital. Pero cuando el tiempo pasa, a veces escogemos caminos diferentes y es inevitable que cambiemos. En ocasiones, esos cambios también hacen que nos encontremos en lugares diferentes a nivel vital. En este punto es supernecesario aprender a acompañarnos y comprendernos si queremos mantener la amistad en el tiempo. Aprender que, si mi amiga tiene hijos y yo no, entonces ella tiene una prioridad y responsabilidad que yo no tengo y, por qué no decirlo, eso está por encima de cualquier amistad. Se pueden mantener estas amistades en las que acabamos siguiendo caminos muy diferentes siempre y cuando respetemos las elecciones de la otra persona. Igual que su tiempo o su dinero, sus prioridades cambiarán. Por supuesto, eso no quiere decir que no sigamos necesitando amistades que estén en el mismo punto que nosotras. Porque, aunque las amistades que sobreviven al paso del tiempo, a pesar de las diferencias, son muy bonitas, necesitamos gente que esté en la misma etapa vital que nosotras. Para poder sentirnos acompañadas también necesitamos a esas personas.

4. Gestionar las dinámicas grupales.

En los grupos de amigos, a veces sin darnos cuenta, nos vemos involucrados en algunas dinámicas grupales que no nos gustan. Seguro que has estado presente en algún grupo en el que ha ocurrido algo que te ha hecho sentir vulnerable, pequeñita o incómoda. Por ejemplo, presenciar cómo critican a otra persona del grupo, que alguien discuta con otro y te meta en el tinglado, tener la sensación de que no te escuchan... Cuando ocurren estas cosas y sentimos malestar, nos planteamos que quizá el problema es nuestro: «Igual soy yo, que tengo la piel muy fina o que no aguanto nada». Te diré algo: cualquier tipo de sensación desagradable que puedas tener es una forma que tiene tu cuerpo de comunicarse contigo y de decirte: «Aquí hay algo que no va bien». Si formas parte de algún grupo, te invito a preguntarte en qué dinámicas quieres participar y en cuáles no. Si no lo sabes, deja que el cuerpo te hable a través de las sensaciones que te trae y escúchalo. Recuerda también que puedes poner límites estés donde estés.

5. **Gestionar las amistades que nos hacen daño.**

Podría llamarlas «amistades tóxicas», pero te diré con sinceridad que no creo que existan personas tóxicas como tal. Y dado que he abierto este melón, te explicaré por qué. Ya hemos hablado varias veces a lo largo de este libro de lo que llamamos partes. Ya sabes que hay partes protectoras y exiliadas que están presentes en todas nosotras. Nosotras no somos esas partes, contenemos esas partes. Así que yo no me atrevo a reducir a ninguna persona a eso. Por supuesto que soy consciente de que hay personas que tienen mucho potencial dañino, pero desde mi punto de vista, a esas personas no se las puede llamar tóxicas o malas. En mi caso, no necesito llamar a alguien tóxica ni tampoco narcisista o egoísta para alejarme. Me he distanciado de muchas personas a lo largo de mi vida. Lo más probable es que ninguna de ellas pueda considerarse una mala persona o una persona tóxica. Pero a mí me hacían daño y eso es motivo suficiente como para irme. Hay amistades que son muy puñeteras, hablando mal. Te juzgan por todo, te hacen sentir pequeña, cuestionan tu forma de ver las cosas... Esas amistades, aunque tengan partes buenas, a veces necesitan quedarse a un lado. Cerrar lo viejo para poder abrirse a lo nuevo también forma parte de la vida.

6. **No tengo amigos o quiero hacer más amigos: ¿qué hago?**

Si este es tu caso, déjame decirte que entiendo cómo te puedes estar sintiendo. Yo misma he pasado por etapas en las que he echado de menos tener más amigos o tenerlos más cerca. No te voy a decir que hacer amistades a determinadas edades sea fácil. Si estás en la universidad o tienes la suerte de tener un trabajo que te permite conocer a mucha gente, aprovecha esa oportunidad.

Cuando empecé la universidad, hice algo bastante curioso con el fin de hacer muchos amigos y de que fueran de los buenos. Quedé prácticamente con todas las personas que había en clase o busqué tener un rato con cada una de ellas para conocerlas. No sé si fue por esa estrategia, pero la verdad es que conseguí sacar oro puro de ahí. Así que el consejo es que te abras a absolutamente todo el mundo. Que dejes a un lado los prejuicios que tengas acerca de la forma de vestir o hablar de la gente. Que dejes a un lado las ideas preconcebidas por la edad o la procedencia que tengan esas personas. Conócelas y luego podrás saber si son o no para ti.

Si en cambio no tienes la oportunidad de conocer gente a menudo, entonces deberás hacer un esfuerzo activo por buscarla. Te cuento las vías que he utilizado yo:

- **Clases grupales.** Apúntate a baile, a cerámica, a yoga o a lo que sea que tengas cerca y te interese.
- **Grupos en redes sociales.** Por ejemplo, en Instagram a veces se abren conversaciones en algunas publicaciones y después se crean grupos por ciudades. Sé que en otras redes también se hacen este tipo de cosas.
- **Viajes en grupo.** Una auténtica maravilla si das con un destino que te guste y tienes la suerte de caer en un buen grupo. Aunque no todo sea perfecto, seguramente podrás conocer a alguien con quien tengas buen *feeling*.

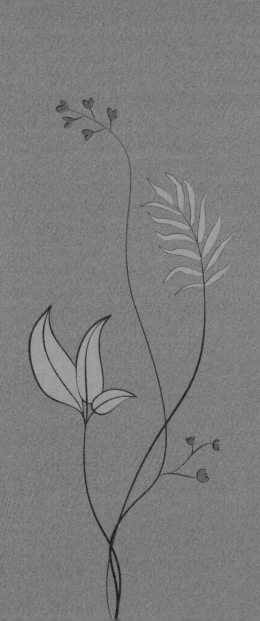

CÓMO AYUDAR A MI AMIGO, MADRE O HERMANO CUANDO NO ESTÁN BIEN

No sabes las veces que he tenido pacientes en terapia preocupados por un familiar o un amigo. «Estamos preocupadísimos por mi tía, ¿cómo podemos hacer que deje de beber?», me decía una paciente. Cuando alguna persona me pregunta esto o algo parecido, siento una punzadita en el corazón. Ojalá pudiera decirles que hay una fórmula mágica secreta o que pueden echarle unos polvos en la bebida y mañana despertará con los problemas solucionados. Pero, por desgracia, no se puede.

Una de mis conclusiones, extraída después de varios años, es que no podemos salvar a los demás. Cada persona, en exclusiva, debe ocuparse de su propia vida. Y muchas veces eso ya es mucho. Encargarnos de nuestra vida e intentar resolver la de alguien más puede ser una carga tan pesada que termine por hacernos sufrir mucho.

Las personas adultas, la mayoría de las veces, no necesitan ser salvadas de nada. Porque toman sus propias decisiones de manera deliberada. Aunque a nosotras estas nos parezcan inoportunas o desacertadas, tenemos que entender que no son nuestras decisiones. Así que, cuando una de mis pacientes me preguntó cómo podía hacer para que su tía dejara de beber, le respondí a las claras: «En realidad, tú no puedes hacer nada». Y es que las personas que tienen adicciones normalmente lo que buscan es automedicarse. Toman sustancias que regulen sus sistemas nerviosos y eso las ayuda a vivir sufriendo menos. Porque sí, cualquier persona que tiene una adicción lo que esconde debajo es mucho sufrimiento. También le dije que lo primero que tenía que pasar para que dejara de beber es que ella quisiera tomar esa decisión. Porque tomarla solo le pertenece a ella. De poco sirve arrastrar a alguien a un centro de rehabilitación si no quiere rehabilitarse.

El ejemplo de las adicciones es una forma muy clara de ver cómo las personas adultas toman sus propias decisiones y no pueden ni deben ser salvadas. Pero solo es un ejemplo. Hay muchos más. Me viene otro, también muy visual de mi paciente Clara. Tenía treinta años y la sensación de que nunca había hecho nada por sí misma. Más o menos, era verdad. Durante toda su vida sus padres se habían encargado de hacerlo todo por ella: comida, elección de ropa e incluso le habían buscado un empleo. Había desarrollado un miedo profundo a hacerse cargo de su propia vida. Cada paso era un mundo para ella. Básicamente, se debía a que había sido «salvada» una y otra vez. Cada vez que Clara estaba indecisa, que no sabía hacia dónde tirar, que tenía un problema con algo, sus padres aparecían y se lo solucionaban.

Salvar es muy tentador para quien salva. Nos alivia muchas veces la incomodidad y el dolor de ver a las personas que queremos en una situación que no nos gusta. Pero la persona salvada sufre las consecuencias. En el caso de Clara, había muy poca autonomía y mucho miedo a vivir y a tomar sus propias decisiones.

Creo que después de leer estos ejemplos, todas estamos de acuerdo con que, cuando alguien tiene un problema o está pasando por un mal momento, no necesita que lo salvemos. De hecho, esa necesidad es solo nuestra: queremos salvar a esa persona porque deseamos que deje de sufrir. Ahí es donde entra la primera respuesta que te doy al título de este apartado. «¿Cómo ayudar a mi madre, amigo o hermano cuando no están bien?». Pues haciéndome cargo primero de las emociones que eso despierta en mí. Si ayudo a los demás para intentar quitarme mi carga, mi sufrimiento, mi miedo y mi angustia, en realidad no ayudo a los demás, sino como mucho a mí misma. Para ayudar, primero necesitas ocuparte de ti. Para que no sea tu miedo el que, por ejemplo, te lleve a tomar decisiones precipitadas. El miedo puede hacer que deseemos quitarle el malestar a la otra persona enseguida, y ese camino lleva a actuaciones que no son muy recomendables. Por ejemplo, a salvar. A veces también a invalidar, a quitar peso o a hacer como si no pasara nada. Cosas que tampoco ayudan a quien está sufriendo.

Para hacerte cargo de tus emociones, puedes recurrir a todo lo que hemos hablado en el capítulo anterior sobre cómo se pueden gestionar y regular las emociones que vamos sintiendo. Más allá de eso, y ahora que ya sabes desde qué lugar puedes ayudar a los demás, vamos a ver cómo puedes acompañar a un ser querido en un momento complicado.

Así puedes acompañar...

- **Escuchando plenamente.**

  Escuchar está infravalorado porque muchas veces escuchamos a los demás bajo ese prisma de «tengo que dar respuestas» o «tengo que hacer algo con su dolor», y eso solo provoca que estemos más centradas en nosotras que en la otra persona. **Escuchar no es estar esperando a que el otro termine de hablar para darle una respuesta.** Escuchar es sumergirnos en el otro. Estar plenamente con el otro. Sin atendernos a nosotras mismas, aunque sea un rato. La otra persona percibirá con facilidad que estamos disponibles, que estamos presentes y que nos importa. No sé si lo has vivido alguna vez, pero si alguien te escucha plenamente cuando tienes un problema, empieza a ayudarte a sanar sin tener que hacer nada más.

- **Validando cómo se siente.**
  - «Entiendo tu dolor».
  - «Qué duro suena lo que me cuentas».
  - «Sé que tu situación es muy difícil».
  - «Claro que sí, tienes derecho a estar enfadada».

Todas estas frases son ejemplos de validación emocional, la cual le muestra a la otra persona que lo que siente es lícito y está bien. Validar no quiere decir necesariamente que veamos la realidad como la otra persona. De hecho, lo más probable es que vivamos las cosas de manera diferente. Sin embargo, cuando validamos, entendemos que lo que siente la otra persona tiene que ver con su historia, sus traumas, su forma de interpretar la realidad... y que, con todo ese contexto, tiene sentido que se sienta como se siente. Asumimos que lo que el otro siente es válido siempre. Igual que es válido lo que nosotras sentimos. Eso no quiere decir que la forma que tenemos de actuar lo sea. Sentir y actuar no son lo mismo. En este caso, al validar, hablamos de la primera.

- **No contando tu historia (o al menos no siempre).**
  Aunque a veces puede ayudar poner algún ejemplo nuestro, lo ideal es que dejemos que la persona que necesita desahogarse ocupe ese espacio. Si vemos oportuno hablar de nosotras, siempre podemos decir: «Si quieres, puedo contarte qué hice yo o cómo viví una situación similar». La otra persona sabrá si le puede venir bien o no. Lo que sí está claro es que no podemos ser protagonistas cuando otra persona necesita serlo. Esto está muy relacionado con nuestra parte narcisista, que muchas veces quiere salir y ser la protagonista cuando no le toca. Mantenernos al margen y no saltar contando nuestra historia también es algo que se practica.

- **Dejando de dar consejos no pedidos.**
  Por lo general, cuando la gente pide ayuda, busca apoyo, consuelo, cariño, comprensión y empatía. Cuando alguien nos cuenta algo duro o de lo que necesita hablar, no suele buscar que le digamos lo que tiene que hacer o lo que no. Fíjate en que eso de dar consejos también tiene mucho que ver con lo que te contaba de querer salvar. Queremos decirle al otro la forma más

rápida de salir del malestar. Y no nos damos cuenta de que eso no ayuda.

Normalmente, la gente quiere sentirse arropada y comprendida, con eso le basta para poder continuar. Incluso a veces contamos cosas solo para desahogarnos, pero no queremos tomar ninguna decisión ni dar ningún paso. O sí queremos darlo, pero ya sabemos cuál es el paso que queremos dar sin necesidad de consejos.

- **No juzgando los tiempos.**

No hay dos personas iguales y, por tanto, tampoco hay dos ritmos iguales para procesar y experimentar los baches que ocurren en la vida. No nos metamos a juzgar o señalar el tiempo: «Es que ya hace un año que falleció...» o «Pero ¿todavía sigues enamorada de ese chico?». Sobre todo, los duelos no tienen límite temporal. Algunas personas pasan años inmersas en procesos de duelo y otras, semanas. Incluso una misma persona puede hacer un duelo en unos días y otra en años. Cuando estemos en una conversación con alguien que está pasando por un momento duro, no metamos prisa. Dejemos que el otro lleve el ritmo que necesita.

- **Ofreciendo compañía y ayuda en cuestiones logísticas.**

Ofrecer nuestro apoyo, por ejemplo, para cocinar, limpiar o hacer un recado, en determinadas ocasiones puede suponer mucho alivio para quien está pasando por un momento complicado. También puede ser maravilloso ofrecer tiempo de calidad y planes que puedan ayudar a la persona que queremos a sentirse mejor. Por ejemplo, sugerirle ir a pasear o al cine. Por supuesto, tenemos que respetar la negativa y no insistir si nos dice que no.

- **Ofreciendo ayuda profesional.**

Seguro que tú también has escuchado alguna vez el típico: «Este lo que necesita es ir al psicólogo», dicho además de forma despectiva. Durante demasiado tiempo, ir a terapia ha sido un tabú social. Muchas personas se han educado con la idea de que la terapia es solo para unos cuantos «locos» o personas que «están muy mal de la cabeza». Pero nada más lejos de la realidad. De hecho, las personas que van a terapia son las que son conscientes de que tienen aspectos de sí mismas que pueden mejorar. Son personas responsables que deciden hacerse cargo de sí mismas. A nuestro equipo de psicólogas también llegan personas que, aun estando en un buen momento, eligen ir a terapia para tener un espacio en el que crecer y reflexionar. Recordar a nuestras amistades, parejas y amigos que existe la terapia y que pueden acudir a ella está genial, siempre y cuando no seamos demasiado insistentes ni lo digamos desde una actitud soberbia o despectiva.

- **Acompañar a una persona, familiar o amigo con un problema de salud mental o emocional.**

No me gusta hablar de problemas de «salud mental» porque para mí, como ya sabes, hay mucho más que la mente cuando hablamos de un problema que hace que nos encontremos mal. Prefiero hablar de «salud emocional» o, si lo prefieres, de salud en general.

Cuando tenemos al lado a una persona con una adicción, que sufre ataques de pánico o tiene depresión, tendemos a pensar que ella solita se está buscando su malestar. Como si esa situación tan dolorosa que está experimentando la hubiera elegido. Por supuesto que hay una parte de voluntad y actitud en todo problema. Eso no lo voy a negar. Pero como persona que ha sufrido las devastadoras consecuencias de tener ansiedad te digo que sufrir nunca se elige. Por favor, recuérdalo cuando trates con la persona que tiene un problema de este tipo.

CÓMO INSPIRAR A OTRAS PERSONAS Y CONTAGIARLES MI BIENESTAR

Ayudar a otras personas en los momentos malos está bien. Pero es todavía más increíble que todas y cada una de nosotras podamos convertirnos en una fuente de aprendizaje e inspiración para nuestro entorno. Por supuesto que no es una obligación y no solo depende de ti. Tampoco se trata de que te conviertas en un ser de luz para inspirar al resto. Pero sí es cierto que sacando todo el potencial de tu *self* y dejando ver las cosas que se te dan bien puedes provocar y promover muchos cambios positivos.

Te voy a contar cómo puedes sacarte el máximo brillo y, por qué no, cómo contagiar esa luz a los demás.

- **Siendo auténtica.**
  Estamos acostumbradas a tratarnos mal por nuestras rarezas. Tiene sentido. Una de las cosas que creo que la mayoría deseamos en nuestra vida es ser aceptadas y queridas. Cueste lo que cueste eso. Sin embargo, el sentimiento de ser aceptadas no surge como creemos, qué va. Nos imaginamos que para ello tenemos que hacer lo mismo que los demás, mimetizarnos con ellos o ser lo que esperan que seamos, pero no es así. Para conseguirlo necesitamos que nos quieran tal como somos, y eso incluye nuestras rarezas. Así que te invito a ser tal como eres y a mostrarte de esa forma. Te invito a buscar entornos en los que ser como eres no sea un problema. Te aseguro que existen esos lugares.

- Siendo honesta.

Hace un tiempo que vengo practicando, sobre todo con mi pareja, decir las cosas tal como las experimento. Eso no quiere decir que lo haga sin ningún tipo de filtro. Si estoy pensado: «Eres idiota», pues obviamente no voy a decírselo. Pero sí le digo lo que estoy sintiendo sin taparlo. Porque considero que cuando lo tapo o lo encubro de alguna forma, a la primera a la que estoy engañando es a mí misma. También estoy aprendiendo a ser honesta conmigo respecto a las razones o a los motivadores de mi conducta. Hace unos años, si no me apetecía ir a un sitio, por ejemplo, porque me daba miedo enfrentarme o ver a alguna persona, me decía a mí misma: «Uf, es que no me apetece». Ahora intento decirme la verdad: «Tienes miedo, Ascen». Hacer esto se contagia porque las otras personas empiezan a darse permiso para hacer lo mismo.

- Dejando ver cuáles son tus dones y sacándoles partido.

Muchas veces las personas elegimos nuestros caminos académicos y profesionales sin tener en cuenta qué es lo que se nos da bien en realidad. Ahí recordé aquel momento de segundo de bachiller en el que decidí estudiar Psicología. Meses y años antes, estaba convencida de que quería estudiar Biología. Pero hice un autodescubrimiento brutal: observar, conocer y entender a las personas se me daba mejor que Biología (aunque, oye, tampoco se me daba tan mal). Eso se unió con que justamente Psicología me permitía hacer algo por los demás. Siempre tuve claro que mi trabajo tendría que aportar algo, tendría que hacerme sentir que estoy ayudando a los demás de una u otra forma.

Hacer lo que te gusta y lo que se te da bien es la mejor forma de sentirte realizada, pero también de poder aportar a los demás lo que haces con más talento. Estamos acostumbradas a meternos caña a nosotras mismas en las cosas que peor se nos dan. «Tengo que dedicarle más tiempo a las mates, no se me dan bien» o «Tengo que reforzar mi ortografía». Pero, bajo mi punto de vista, dedicar tiempo a lo que se nos da bien tiene mejores resultados. Con el mismo esfuerzo conseguimos llegar mucho más lejos.

- **Siendo disciplinada.**
Por supuesto que para desarrollar cualquier talento y habilidad hace falta disciplina. La disciplina, tal como yo la veo, no es tener fuerza de voluntad. De hecho, para mí la fuerza de voluntad como tal no existe. Lo que sí existe es la motivación. Aunque no me refiero a estar siempre motivada. Hablo de tener razones y motivos, a ser posible que tengan que ver con nuestros valores, como hablamos en el anterior capítulo, que nos impulsen a continuar. Si los motivadores son extrínsecos o externos a nosotras, por ejemplo, el dinero, la belleza, el reconocimiento..., la motivación para seguir haciendo eso irá cayendo, cada vez se hará más pesado y tendrá menos sentido. Sin embargo, es probable que sea mucho más fácil mantener una disciplina si la motivación es intrínseca, por ejemplo, si viene de la superación personal, la curiosidad, el desafío...

Además de los tipos de motivación, hay otros factores que influyen en que seamos o no disciplinadas:

- Algunas partes protectoras como la parte perfeccionista puede hacer que nos estanquemos en la procrastinación. Podemos entrar en la lógica de que, si no lo hacemos perfecto, no es suficiente. Así que quédate con esto: «Hecho es mejor que perfecto». Recordar esta frase te ayudará a conseguir más disciplina y a perseguir menos la perfección.
- El pensamiento blanco o negro. Producido por estas frases típicas de: «Si no sufres no has entrenado» o «No pain no gain». O la idea de que si haces algo es para dar el máximo de ti. Esto siempre es incompatible con ser disciplinada porque justamente la disciplina consiste en hacer cada día o ser constante y no siempre podemos rendir igual. Sea lo

que sea que te hayas propuesto está bien si no haces todo lo que «podrías hacer» en un día. La disciplina es acumulativa. Haz un poquito y mañana otro poquito. Y de poquito a poquito, se construirá mucho.

- **Siendo agradecida.**

Cuando me mudé al campo desde Valencia, después de tantos años, solo podía ver pérdidas por todas partes. Y sí, desde luego, había perdido mucho. Había perdido socialización, planes, mi rutina y gran parte de las cosas que había en mi día a día. Y, por supuesto, eso era un duelo. Pero también estaba ganando otras muchas cosas que no estaba sabiendo ver.

Cuando hablo de regulación emocional, muchas veces les digo a mis pacientes: «Hay que permitirse sentir, sí, pero también hay que saber ponerse en marcha para pasar a otro momento diferente». Casi sin darme cuenta, tras unos meses de duelo, empecé a ver la luz. Porque de manera consciente decidí empezar a fijar mi atención en lo que sí había en mi vida. Decidí empezar a ser agradecida porque había muchísimas cosas, y sobre todo personas, maravillosas que no estaba viendo. Claro que no siempre se puede ver, y está bien. Como decíamos antes, debemos respetar nuestros tiempos y los de los demás.

Si necesitas ayuda para ver lo bonito de la vida y sentir gratitud por lo que sí está, aquí te presto un ejercicio. Parece muy sencillo, pero sé que es eficaz. A veces las cosas pequeñas pueden ser muy grandes.

Ejercicio. Escribe cinco cosas que agradezcas de este día. Repite este gesto a diario. Recuerda que no tienen por qué ser cosas grandes, ni siquiera medianas. Pueden ser pequeños placeres o momentos diarios o cosas que normalmente damos por hecho, como, por ejemplo, tener un hogar o poder estar leyendo este libro en este momento. Recuerda también que no tienes por qué sentirte agradecida haciendo el ejercicio. Habrá días, y a veces muchos, en los que no conectes con la gratitud, y eso está bien. Hacer el ejercicio te ayudará de todos modos.

- **Aprendiendo a decir y recibir cumplidos.**

Seguramente a ti también te enseñaron desde pequeña a ser humilde. Quizá no en casa, pero sí en otras esferas. La humildad tiene muy buena prensa en nuestra sociedad, y comparto que es importante que mantengamos nuestra parte narcisista a raya (desde el cariño siempre, eso sí). Sin embargo, una excesiva humildad nos puede llevar a no dejar a otras personas ver nuestra luz. A ocultarnos y no dejarnos ver por miedo a que piensen que somos «demasiado creídas» o incluso a despertar envidia en otras personas. Conozco a mucha gente que oculta su brillo y sus logros por miedo a parecer poco humildes.

Creo que es importante que aprendas a mostrar también tus talentos y las partes buenas que hay en tu vida. Porque, quién sabe, quizá eso pueda inspirar a alguien. Y, bueno, si no inspira, igualmente está genial que los demás sepan quién eres.

Recibir cumplidos también es algo que requiere práctica. Porque nos han enseñado a no aceptarlos y a responder cosas como: «Qué va, no es para tanto» o «Bueno, la camisa no es tan bonita, en realidad la compré hace muchos años». Lo mejor sería que, cuando alguien nos dice algo bonito, aprendamos a dar las gracias sin más. Pruébalo. Creo que puede hacer que empieces a creerte esas cosas bonitas que los demás te dicen.

- **Predicando más con el ejemplo y menos con las palabras.**

Las palabras se quedan vacías cuando no van acompañadas de actos. Por ejemplo, recuerdo lo contradictorio que me sonaba cuando era adolescente y algunos familiares me decían: «No hay que fumar, es un vicio fatal», mientras ellos cogían un cigarro. Por supuesto que no quiero culparlos y entiendo sus buenas intenciones. Si quieres inspirar a otras personas a llevar hábitos de vida saludables, por ejemplo, lo mejor es que tú misma los encarnes. Para mí, las personas más inspiradoras no han sido las que más han fardado de sus triunfos. Ni tampoco las que más consejos me han dado. Sino las que, en silencio, han sido coherentes con sus valores y han conseguido cosas con esfuerzo, determinación, paciencia y humildad.

- **Dejando que la envidia sea tu guía.**

Sí, has leído bien. Una de las emociones que más estragos causa es la envidia y no porque sea una emoción mala. Ya sabes que no existe tal cosa. Sino porque la gestión que hacemos de ella suele ser bastante nefasta. Ya hemos hablado de regulación emocional, pero más allá de esa parte, creo que la envidia puede ser una de esas emociones guía que nos permiten ser inspiradas para luego inspirar. Nos permiten ser inspiradas, porque cuando envidiamos, en realidad tenemos ante nuestros ojos algo que en el fondo nos causa admiración. Si no sentimos admiración en muchos casos es porque vemos que eso que envidiamos está demasiado alejado de nosotras. Pero ¿qué pasaría si lo persiguiéramos? ¿Qué pasaría si lucháramos por conseguir aquello que nos da envidia ver en otros? Estas mismas preguntas me las hice yo. Me di cuenta de que envidiaba a las personas que tenían la valentía de ser libres: viajar solas, hacer aquello que de verdad anhelaban... En un momento dado, empecé a plantearme la posibilidad de que yo también fuera capaz de hacer eso. De que simplemente estuviera limitándome por miedo. Y empecé a dar pasos. Lo que descubrí fue que la envidia solo me estaba avisando de todo lo que quería para mi vida. Y cuando me atrevía a verme capaz, aunque todavía no lo hubiera conseguido, la envidia enseguida se transformaba en admiración.

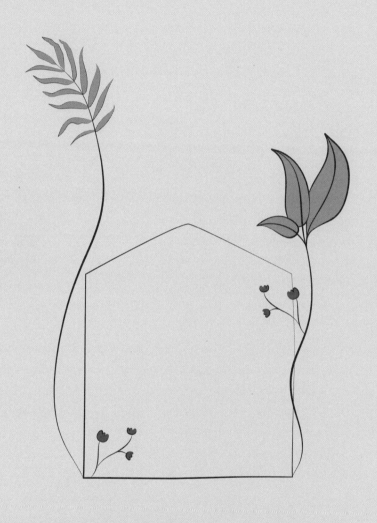

EPÍLOGO

Queridísima lectora:

Este camino que hemos andado juntas va llegando a su fin. Ahora me toca soltarte de la mano y dejar que te lleves lo que sea que puedas de estas páginas que hemos compartido. Por supuesto, no dudes en guardar este libro en una de tus baldas y en rescatarlo de vez en cuando si sientes que lo necesitas o solo por curiosidad. Me encantará que compruebes por ti misma que, casi al azar, sus páginas y la perspectiva que da el tiempo te hacen comprobar lo mucho o lo bien que has crecido como persona, sustancialmente más libre del peso del pasado.

Ojalá puedas hacerlo, porque, como te habrás ido dando cuenta, no podemos intentar hacer todo y cambiarlo de golpe, así que paciencia.

Aunque ya te he contado miles de cosas, me gustaría resaltar algunas. No sé si son las más importantes, pero sí las que más me nace compartirte ahora. Así que ahí voy.

Vas a seguir teniendo ratitos mejores y ratitos peores. Recuerda procurar acompañarte, cuidarte y tratarte bien siempre, especialmente en los peores momentos.

Tus logros, lo que consigues y lo que produces apenas dicen nada de ti. Y mucho menos de tu valor. Eres suficiente. Eres válida. No tienes nada que demostrar. En ocasiones, nos quedamos enganchadas intentando demostrarnos y demostrar a los demás que somos suficientes y válidas porque algún día nos hicieron sentir que no lo éramos. Pero esa ya no es nuestra batalla.

Por último, quiero compartirte dos deseos. En primer lugar, deseo que si dentro de veinte, cuarenta o quizá sesenta años alguna niña, adolescente o adulta coge este libro y lo lee, sienta que le recuerda al colegio, al instituto o a la universidad y a lo que allí aprendía. Porque eso significará que por fin hemos entendido como sociedad la importancia de tener herramientas para gestionar nuestro mundo interno desde que somos pequeñas.

Por último, deseo que empecemos a entender que sin salud mental no hay salud. Porque sin eso difícilmente podremos disfrutar de nuestra vida que, al fin y al cabo, y sin duda alguna, ¡ES LO MÁS VALIOSO QUE TENEMOS!

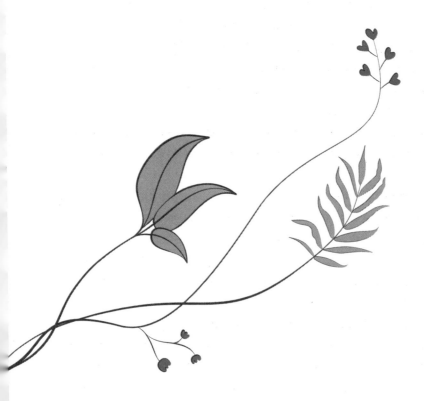

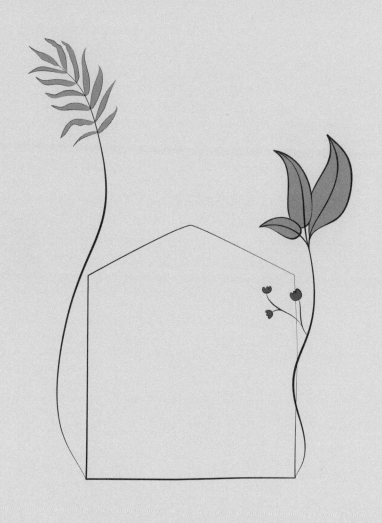

AGRADECIMIENTOS

Quiero darles las gracias a mis padres por su constancia, trabajo y resiliencia. Por creer y confiar en mí tantas veces. Esa fe se convirtió en la gasolina que hoy alimenta el motor de todos mis sueños. Entre ellos, escribir este libro. También por darme a mi hermano y él, a su vez, a mi sobrina Illari, la pequeña a quien dedico todas estas páginas.

A Sergio, mi pareja. Gracias por permitirme narrar mi libro mientras lo escribía. Por ser mi intrépido compañero en esta y mil aventuras más. Por enseñarme lo que es la aceptación y el apoyo incondicional. Si hoy sé hablar de cómo es una relación sana y reparadora es gracias a ti.

A mi tía Roqui, mi tío Carlos y mi prima Elena, a quienes admiro por su bondad y valentía. Gracias por alegraros de forma genuina por todo lo bueno que la vida nos va regalando.

A mis amigos y amigas, quienes han compartido conmigo este y otros tantos momentos. Gracias por ser la red en la que siempre puedo caerme, el espacio seguro que hace que, pase lo que pase, la vida pueda seguir abriéndose paso.

También quiero mostrar mi agradecimiento a las maravillosas psicólogas que forman parte del equipo de @turefugiopsicologia. Gracias por nutrirme tanto en lo profesional como en lo personal. Por hacer que la psicoterapia siga cruzando fronteras y abriendo corazones.

Y a mis queridísimas pacientes. Gracias por haberme permitido acompañaros en el camino y veros plenamente. Vuestras historias han inspirado gran parte de este escrito. También a todas las pacientes que habéis confiado en Tu Refugio Psicología. Vosotras también habéis sido fuente de motivación e inspiración.

Por supuesto, este libro no habría podido ser sin mi editora Ana. Me has ayudado mucho y, además, con destreza, inteligencia y alegría. Gracias.

También quiero hacer una penúltima mención y mostrar mi gratitud a todas las personas que, en algún momento de nuestras vidas, me han dedicado una palabra amable, me han ayudado a encontrar un lugar, me han enseñado alguna cosa que desconocía. A quienes conocí en viajes y sin saberlo me ayudaron a repensar mi forma de vivir y ver el mundo. Un trocito de este libro también es vuestro.

A todas las lectoras. Gracias por leerme. Ojalá haber podido sembrar una semilla o varias con este libro. Nos vemos pronto.

Con cariño,

ASCEN

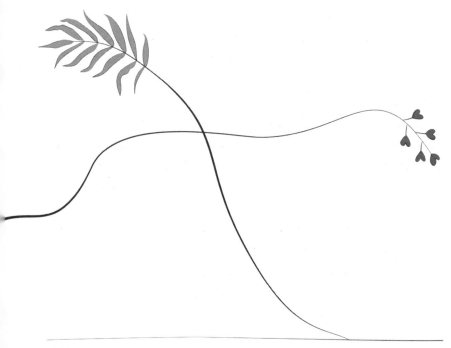

Este libro se terminó de imprimir
en el mes de febrero de 2024.